Iván Chulvi Medrano
Laura Masiá Tortosa

PEDALEANDO EN EL AGUA

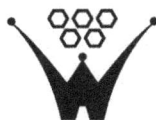

WANCEULEN
EDITORIAL DEPORTIVA

Título: PEDALEANDO EN EL AGUA

Autores: IVÁN CHULVI MEDRANO Y LAURA MASIÁ TORTOSA

Editorial: WANCEULEN EDITORIAL DEPORTIVA, S.L.
                 C/ Cristo del Desamparo y Abandono, 56   41006 SEVILLA
                 Tlfs 954656661 y 954921511 - Fax: 954921059
                 www.wanceulen.com   infoeditorial@wanceulen.com

I.S.B.N.:   978-84-9823-775-7
Dep. Legal:
©Copyright: WANCEULEN EDITORIAL DEPORTIVA, S.L.
Primera Edición: Año 2011
Impreso en España: Publidisa

Los autores

Iván Chulvi Medrano

- Licenciado en Ciencias de la Actividad Física y el Deporte.
- Doctorando en Ciencias de la Actividad Física y el Deporte.
- Vicepresidente, coordinador académico y responsable del área de investigación y publicaciones del Grupo Español de Especialistas en Ciencias del Ejercicio, la Salud y el Fitness (FSFH).
- Vicepresidente del Instituto Internacional de Ciencias del Ejercicio Físico, la Salud y el Fitness (ICEFSF).
- Miembro del comité de expertos de educaciónfísica.com.
- Coordinador Internacional de Investigación T-Bow Fitness
- Delegado de la academia de formación ANEF Comunidad Valencia.
- Socio de la Asociación de Técnicos y Profesionales de Actividad Física y Deporte de la Comunidad Valencia.
- Socio del Colegio Americano de Medicina del Deporte (ACSM).
- Socio de la National Strength and Conditioning Association (NSCA).
- Responsable de formación Poolbike.
- Director Técnico NowYou Entrenamiento Personalizado.

Laura Masiá Tortosa

- Estudiante licenciatura de Historia.
- Entrenadora Personal.
- Máster trainer Poolbike.
- Profesora titular de la escuela de formación ANEF.
- Grupo Español de Especialistas en Ciencias del Ejercicio, la Salud y el Fitness (FSFH).
- Instituto Internacional de Ciencias del Ejercicio Físico, la Salud y el Fitness (ICEFSF).
- Entrenadora personal NowYou; Jefa de Estudios ANEF.

ÍNDICE

AGRADECIMIENTOS

Los autores quisieran expresar su agradecimiento por la vinculación e interés en esta obra a Ferran Bosque, por darnos la oportunidad de unirnos al proyecto Poolbike como equipo investigador y docente.

Quisiéramos dedicárselo a esas personas que siempre están a nuestro lado en los momentos buenos y en los malos, nuestras familias y amigos.

PRÓLOGO (I)

Dentro del sector del ejercicio físico, las prácticas acuáticas son uno de los sectores que más han evolucionado en los últimos años. El medio acuático ha sido y sigue siendo un medio fundamental en el ejercicio físico y la salud. La hipogravidez en este medio, junto a la resistencia al movimiento, el alto consumo energético y sus beneficiosos efectos psicológicos, entre otros, hacen de él un medio muy favorable para incluir en un ejercicio tan motivante como el pedaleo en bicicleta. Pero como todo ejercicio físico, debe aplicarse con la "dosis" adecuada para que reporte el máximo beneficio con el mínimo riesgo en cuanto a la salud. En este libro, el lector podrá encontrar, de una forma sencilla y clara, los criterios que todo técnico debe aplicar para que dicha "dosis" sea la correcta: Frecuencia, Volumen, Intensidad, Densidad y Metodología son algunas de las variables que se deben controlar a la hora de diseñar sesiones de bicicleta acuática seguras, eficaces y funcionales.

Cuando los profesores Iván Chulvi y Laura Masiá me pidieron que firmara el prólogo del presente libro sentí una gran satisfacción. Por una parte, por mi relación personal y profesional a lo largo de muchos años con las diferentes actividades físicas en el medio acuático, donde hay muy pocos libros con contenidos cuyas bases tengan el adecuado rigor científico, y por otra porque los autores son, pese a su juventud, renombrados especialistas en el ámbito del ejercicio en la bicicleta acuática.

Iván Chulvi, Licenciado en Ciencias de la Actividad Física y el Deporte, desarrolla su excelente carrera profesional en el campo de la salud y el Fitness, al igual que Laura Masiá. Pertenecientes ambos al Instituto Internacional de Ciencias del Ejercicio Físico, la salud y el Fitness (ICEFSF), rigurosos y muy profesionales, realizan actualmente, entre otras cosas, cursos de formación de bicicleta acuática por toda España con gran éxito.

Los usuarios de los centros de fitness solicitan que los técnicos estén suficientemente preparados y sean competentes, a la par que dinámicos, creativos y motivadores. Eso requiere de una formación de calidad y lo suficientemente adaptada a cada especialidad.

Iván y Laura, constantes y meticulosos en su labor de investigación y docencia, han reunido en esta obra, de una manera ágil y directa, a la vez que rigurosa, todos los fundamentos y recursos necesarios para realizar de forma eficiente y segura este conocido ejercicio en el agua. De la estructura, el contenido y los recursos que el lector encontrará en este texto emanan los beneficios de una vida en movimiento.

Mi felicitación pues a los autores, quienes me han sorprendido con sus interesantes aportaciones, por su enorme esfuerzo y mi recomendación a todos los técnicos en ejercicio en el medio acuático a su lectura.

Dr. Mario Lloret[1] y Dr Felipe Isidro[2]

[1]Doctor en Filosofía y Ciencias de la Educación. UB. Licenciado en Educación Física. UB . Licenciado en Medicina y Cirugía. UB. Especialista en Medicina de la Educación Física y el Deporte. UB. Profesor INEFC UB.
[2] Licenciado en Ciencias de la Actividad Física y el Deporte. INEFC (Universidad de Barcelona), Máster en Dirección y Administración de Centros Educativos por la Universiad de Barcelona, Profesor de formación permanente del Departamento de Educación Física de la Generalitat de Catalunya,

PRÓLOGO (II)

Es para nosotros un gran placer presentar este libro escrito por quien fuera un alumno (a) aventajado por el gran entusiasmo y tiempo dedicado a mejorar sus conocimientos, (b) curioso e inquieto como pocos, lo que le hacía pasar muchas veces por nuestros despachos y (c) que pronto verá recompensado su dedicación y esfuerzo con el grado de doctor: ¡¡ enhorabuena Iván, te lo mereces!!. Además, este trabajo lo ha elaborado junto con Laura Masiá, cuya experiencia y conocimientos sobre "poolbike" son de sobra conocidos por toda España, como demuestra el gran éxito de los cursos que realiza por toda la geografía nacional.

Este tipo de libros resultan cada vez más importantes, pues cada vez aparecen más medios para el entrenamiento de la condición física (sea con objetivo de mejorar la salud, el rendimiento deportivo o, simplemente, la apariencia estética) y muy pocos están avalados por investigaciones que respalden su eficacia y su seguridad. Aunque este libro no es de investigación (ningún libro lo es) aporta una base científica para la bicicleta acuática: la revisión bibliográfica realizada es exhaustiva y muy actualizada, y las propuestas para la correcta planificación y ejecución del ejercicio muy acertadas.

Es seguro que será de gran utilidad para todos aquellos amantes de este tipo de actividades y, especialmente, para los amantes del ciclismo y del fitness, pues representa una fenomenal simbiosis de ambos. Además, será una gran ayuda para todos los técnicos en ejercicio en el medio acuático.

Estamos convencidos de que los lectores de este libro lo considerarán un manual de referencia y de consulta obligatoria por su carácter eminentemente práctico y aplicado a esta actividad física novedosa y en gran expansión.

Dr. Salvador Llana Belloch[3] y Dr. Pedro Pérez Soriano[4]

[3]Doctor en Ciencias de la Actividad Física y el Deporte. Profesor de la Universidad de Valencia.
[4]Doctor en Ciencias de la Actividad Física y el Deporte. Profesor de la Universidad de Valencia.

PREFACIO DE LOS AUTORES

Nosotros, como autores, estamos muy contentos con este manual el cual ha pretendido recopilar información práctica, fundamentada científicamente para el desarrollo de actividades vinculadas al pedaleo acuático. La selección de esta actividad específica ha estado motivada por el interés de fomentar actividades "wellness" y motivar a las personas que no practican ni actividad, ni ejercicio físico a comenzar con una práctica, motivante, divertida y eficaz. No obstante, y pese al carácter práctico de este libro, en ningún momento se pretende sustituir la **necesidad de acudir a un profesional del entrenamiento y la salud** para que evalúe la posibilidad de incluir esta actividad para la persona interesada.

La pretensión de este manual ha sido recopilar información en las bases de información científica referente a la actividad del pedaleo acuático. A tal respecto, debe ser advertido que nos hemos encontrado con una adversidad a la hora de poder establecer conclusiones y aseveraciones contundentes. Este variable consiste en el diseño y fabricación de las bicicletas acuáticas utilizadas en los estudios revisados. La estructura y el mecanismo por el cual generan la resistencia varían entre los diferentes modelos que actualmente existen en el mercado.

No obstante, y pese a que debido a que los estudios no usan la misma bicicleta, estamos seguros que los resultados obtenidos con todos los modelos de bicicletas acuáticas no diferirán significativamente de los resultados que hemos expuesto en el libro.

No podemos cerrar este apartado sin agradecer la excelente labor de dos referentes mundiales, en lo que entrenamiento acuático saludable se refiere. Nos estamos refiriendo al doctor Mario Lloret y al doctor Juan Carlos Colado. En primer lugar, el doctor Lloret ha establecido las pautas y directrices para realizar una natación terapeútica alejada de los estándares deportivos de la disciplina deportiva de la natación, y por ende, aproxima al grueso de la población el disfrute de un entrenamiento saludable en el medio acuático. Tal y como ha sido expuesto, el doctor Lloret posee una enorme cantidad de textos relacionados con la natación terapeútica, si por nosotros fuera, enumeraríamos todas sus referencias, pues resultan fundamentales en la compresión de un entrenamiento acuático saludable. No obstante, quisiéramos remarcar su conocida obra **Natación terapéutica** que en el año 2004 vio la luz la quinta edición en manos de la editorial Paidotribo, para que todo aquel lector interesado pueda disfrutar de una lectura clave.

En segundo lugar, el doctor Colado, ha dedicado gran parte de su tiempo investigador en demostrar los beneficios que reporta el medio acuático para la práctica del entrenamiento neuromuscular saludable. Sus esfuerzos, están dando frutos en la actualidad, con una gran cantidad de artículos internacionales al igual que el reconocimiento por parte de la **Aquatic Exercise Association (AEA).**

Al igual que el doctor Lloret, el doctor Colado posee textos de obligada lectura para disfrutar de un entrenamiento acuático saludable, sin embargo, nos debemos conformar en destacar su conocida obra **Acondicionamiento físico en el medio acuático**, que publicó Paidotribo en 2004

Además de agradecer a estos autores su dedicación, quisiéramos disculparnos por no citar todos sus trabajos, en el presente manual, y desde aquí invitamos a todos los lectores interesados a obtener sus textos para disfrutar de lecturas especializadas en el campo del entrenamiento acuático saludable.

Somos conscientes que no se trata de la herramienta definitiva, y sugerimos la incorporación de la misma dentro del arsenal de herramientas con las que podemos combatir el estilo de vida sedentario y las consecuencias derivadas del mismo.

Iván Chulvi Medrano

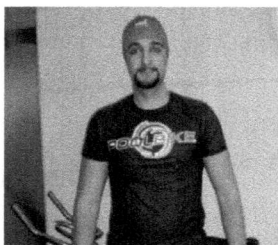

Laura Masiá Tortosa

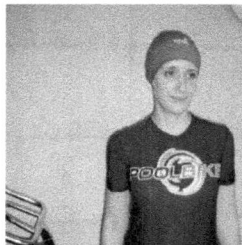

I.
IMPORTANCIA DEL EJERCICIO FÍSICO EN NUESTROS DÍAS.

En nuestros días, no cabe duda sobre la importancia que el ejercicio físico ha cobrado para la salud global de toda la población. Esta importancia ha crecido debido a la modificación del estilo de vida predominantemente sedentario liderado por los avances tecnológicos. El bioestilo denominado sedentario, es aquel que envuelve consumos energéticos a niveles de 1.0 a 1.5 METs (unidades de equivalentes metabólicos). Un MET equivale a un consumo de oxígeno de 3.5 mL·Kg·min (Pate et al., 2008), dicho consumo está directamente relacionado con la energía utilizada. Un MET equivale al ritmo metabólico en reposo. Los valores en METs que definen el sedentarismo corresponden a consumos derivados de estancias en sedestación – sentados-. Los hábitos de vida sedentarios parecen ser una de las causas principales para el desarrollo de patologías con tintes epidémicos tales como la obesidad, la diabetes mellitus tipo II, la hipertensión y la hipercolesterolemia (Dishman et al., 2004; Epstein y Roemmich, 2001; Pate et al., 2008), enfermedades que han sido englobadas y denominadas enfermedades hipocinéticas (Howley y Franks, 1995).

El concepto ejercicio físico implica una planificación y sistematización de cualquier movimiento realizado con el cuerpo que, producido por músculo-s esquelético-s genera un consumo energético, hacia cualquier objetivo (Caspersen et al., 1985). Esta definición genera la necesidad de prescripción por parte de un profesional del campo, puesto que su trabajo será la planificación y diseño de programa de ejercicio en función del objetivo pretendido y de las características personales.

El ejercicio físico está siendo aplicado terapeúticamente como método preventivo y terapéutico de las patologías asociadas a la falta de movimiento, ya sean, metabólicas, cardiovasculares o del aparato locomotor (Chulvi, 2009). Muchas son las entidades que promueven la realización de ejercicio físico, de la misma forma, que todos los colectivos involucrados en la salud global del ser humano han asumido en la necesidad de realizar ejercicio físico. La realización del ejercicio genera unos efectos y unas adaptaciones sobre el organismo que resultan específicas. Por lo tanto, el programa de ejercicio físico debe ir en la misma línea de las mejoras pretendidas.

Dentro de los componentes relacionados con la salud (figura 1), el ejercicio cardiovascular ha sido el que tradicionalmente mayor prestigio ha gozado, debido a una mayor producción científica (comenzando por los tempranos trabajos dirigidos por el doctor Cooper) que avala los resultados positivos que repercute su práctica sobre el sistema cardiovascular y sobre la salud en general.

Figura 1. *Componentes del fitness relacionados con la salud. Modificado de Aznar y Webster (2008).*

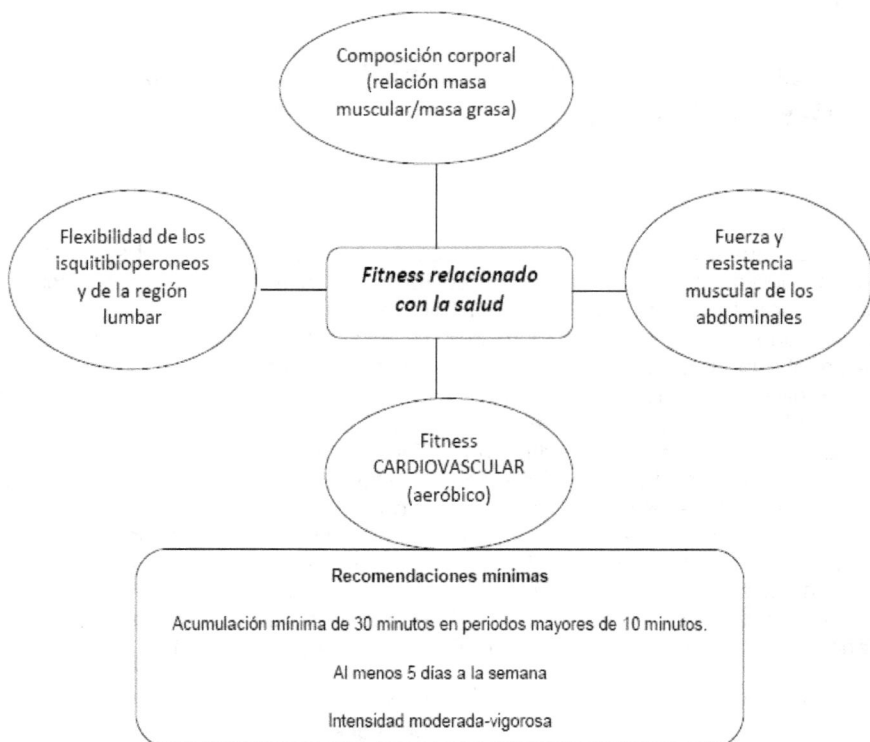

A modo de resumen introductorio, ha sido esgrimida la importancia que el ejercicio físico y la actividad física puede repercutir sobre el estado de salud. A continuación, se presenta una tabla con una recopilación de diferentes beneficios que el ejercicio puede proporcionar (tabla 1).

Tabla 1. *Beneficios provocados por la práctica de ejercicio físico adecuado.*

BENEFICIOS FISIOLÓGICOS	BENEFICIOS PSICOLÓGICO-SOCIALES
	Incrementa la autoestima y la auto-percepción. Reducción de la depresión y el estrés. Favorece las relaciones sociales. Favorece la integración social.
Aparato locomotor.	
Incremento de la densidad mineral ósea. Incremento de la masa y función contráctil del músculo esquelético. Incrementa la nutrición del cartílago articular. Incremento de la vascularización muscular. Aumento de la capilarización. Incremento de la elasticidad muscular. Disminución de la grasa corporal.	
Sistema cardiovascular.	
Incremento de la resistencia. Mejora de la función cardiaca. Mejora del retorno venoso.	
Sistema respiratorio.	
Mejora de la capacidad vital. Menor número de ventilaciones por minuto.	
Sistema metabólico.	
Mejor tolerancia a la glucosa y disminución en la producción insulínica. Mejora del perfil lipídico.	

Por lo tanto, el ejercicio físico puede entenderse como un método eficaz para el mantenimiento de la salud, tal y como es definida por la Organización Mundial de la Salud:

"El estado completo de bienestar física, mental y social, y no solamente la ausencia de enfermedades " (OMS, 1946).

La práctica de ejercicio físico, y mantener hábitos propios de un estilo de vida activo resultan más necesarios cuando han sido evidenciados ampliamente los beneficios sobre la salud global enumerados anteriormente. Otro factor que nos anima a alentar a la práctica de actividad física entre la población es el conocimiento sobre el incremento en la esperanza de vida del ser humano. Específicamente, en el territorio español, la esperanza de vida al nacer en el año 2006 es de 83.7 para las mujeres y de 77.2 para los hombres (INE, 2008). Además, conocemos que las previsiones de esperanza de vida serán mayores paralelamente a los avances tecnológicos, médicos y nutricionales, por lo tanto, parece lógico atender a la calidad de vida de las personas que disfruten de una gran longevidad. En el sector de población de edad avanzada, es conocido que existe un deterioro progresivo que acompaña al proceso de envejecimiento y que el ejercicio físico puede detener e incluso revertir dicho empeoramiento

(Kallinen y Markku, 1995). El deterioro de diversos sistemas como el neuro-muscular, el respiratorio y el cardiovascular, pueden mermar significativamente la capacidad de afrontar con éxito las demandas físicas exigidas en muchas de las tareas de la vida cotidiana (Rikli and Jones, 2002). Esta pérdida de funcio-nalidad y de independencia tendrá evidente repercusiones sobre la calidad de vida y la autoestima de la personas además de la mayor implicación de los se-res más próximos.

El proceso de envejecimiento es paralelo al deterioro de los diversos sis-temas biológicos (tabla 2), aunque no son conocidos con certeza los mecanis-mo que desencadenan esta regresión funcional y morfológica sí que son cono-cidas las consecuencias de los mismos (Marcos et al., 2007).

Tabla 2. *Efectos fisiológicos y morfológicos del envejecimiento (A partir de López e Izquierdo, 2006; Marcos et al., 2007).*

EFECTOS	AFECTACIÓN
Sistema cardiovascular	
↓ relación capilar/fibra muscular. ↓ músculo cardíaco y volumen de corazón. ↓elasticidad vasos sanguíneos. ↓miosina-ATPasa miocárdica. ↓estimulación simpática del nodo SA.	Disminución flujo sanguíneo muscular. Disminución volumen sistólico y gasto car-diaco. Aumento de las resistencias periféricas, pre-sión arterial y post-carga. Disminución contractilidad miocardio. Disminución de la frecuencia cardiaca máxi-ma.
Sistema respiratorio	
↓ elasticidad estructuras pulmonares. ↑ tamaño de los alvéolos. ↓número de capilares pulmonares.	Aumento del trabajo respiratorio. Disminución de la capacidad de difusión y aumento del espacio muerto. Disminución relación ventilación/perfusión.
Músculos y articulaciones	
↓ masa muscular. ↓número de fibras II. ↓tamaño de las unidades motoras. ↓umbral de potencial de acción. ↓contenido proteico total. ↓tamaño y número de las mitocondrias. ↓enzimas oxidativas musculares. ↓lactato deshidrogenasa. Degeneración del tejido conjuntivo articular. ↑estrés mecánico en articulaciones ↓hidratación cartílago intervertebral	Disminución de la fuerza y potencia muscu-lar. Disminución de la capacidad respiratoria muscular. Enlentecimiento de la glucólisis. Disminución de la estabilidad y movilidad articular. Pérdida de flexibilidad y osteoartritis. Disminución de la talla y aumento de riesgo de fracturas vertebral de compresión.
Sistema óseo	
↓contenido mineral óseo.	Osteoporosis. ↑ Riesgo de fractura.
Composición corporal	
↑ grasa corporal.	Disminución de la movilidad y aumento del riesgo de enfermedad.
Sistema inmunitario	
Depresión del sistema inmunitario.	Mayor probabilidad de enfermar y de pade-cer infecciones.
Sistema psicológico	
Descenso de la autopercepción y autoesti-ma.	La depresión psíquica se hace muy frecuen-te.

El conocimiento sobre los beneficios del ejercicio físico en la salud permite publicitar el ejercicio físico como un método para mejorar la calidad de vida entre los que más lo necesitan.

Con el fin de aportar unas guías mínimas de actividad física, instituciones reconocidas internacionalmente que velan por la salud, como el Colegio Americana de Medicina Deportiva (ACSM) y la Asociación Americana de Corazón (AHA) han desarrollado en el año 2007 (tabla 3) las consideraciones básicas sobre la actividad física mínima (Haskell et al., 2007; Nelson et al., 2007).

Tabla 3. Recomendaciones mínimas de actividad física según el ACSM/AHA.

JÓVENES ADULTOS (18-65 años)	ADULTOS ANCIANOS ≥65 años o con alguna enfermedad
Ejercicio aeróbico de intensidad moderada.	Ejercicio aeróbico de intensidad moderada.
Al menos 30 minutos, 5 días a la semana o 20 minutos, 3 días a la semana de intensidad vigorosa.	Al menos 30 minutos, 5 días a la semana o 20 minutos, 3 días a la semana de intensidad vigorosa.
La intensidad puede combinarse durante la semana.	La intensidad puede combinarse durante la semana.
Incluir 2 días semanales de entrenamiento neuromuscular.	Escala de esfuerzo percibido 5-6 para el ejercicio moderado y 7-8 para el ejercicio vigoroso.
	Incluir 2 días al entrenamiento neuromuscular.
	Atender al desarrollo de la flexibilidad y el equilibrio.

Tal y como ha sido mencionado, estos criterios serían los mínimos recomendados para disfrutar de los beneficios del ejercicio físico. Aunque aun no ha sido evidenciado lo suficiente como para establecer consensos al respecto, existe una tendencia que hace pensar que mayores dosis de ejercicio físico implicaría mayor es mejoras, estas mayor es dosis para obtener mayores beneficios podrían tener su origen en el mayor consumo calórico exigido por la actividad realizada (Gledhill y Jamnik, 2003; Aznar y Webster, 2008; ACSM, 2008).

Para finalizar este apartado, hay que decir, que aunque en los últimos años existe una evidente tendencia que fundamenta los programas de acondicionamiento neuromuscular bajo el prisma de la salud (Chulvi, 2009; Rodríguez, 2008; Isidro et al., 2008; Jiménez, 2003), existe el consenso de implantar las actividades cardiovasculares debido a su evidente carácter profiláctico y cardio-protector. No obstante, debe ser advertido, que aunque desarrolla muchos beneficios, no resulta un esfuerzo completo, y por tanto, deberá añadirse con ejercicio de fortalecimiento muscular, flexibilidad articular, equilibrio, agilidad etc.

II.
BREVE HISTORIA DE LAS BICICLETAS

Dentro de las actividades aeróbicas, el Colegio Americano de Medicina Deportiva (ACSM) incluye la bicicleta como herramienta para conseguir la dosis mínima recomendada para el desarrollo del fitness cardiovascular (ACSM, 1998). De forma añadida, resulta muy interesante debido a su bajo impacto articular (Eyestone et al., 1993), siendo recomendada como alternativa a la carrera. Su inclusión dentro de los centros deportivos y de actividad física ha sido un gran éxito (IDEA, 1997).

En los comienzos del ejercicio físico en bicicleta, resultaba necesario realizarlo con bicicletas dinámicas, es decir, que el desplazamiento era intrínseco. Pudiéndose entender esta situación como un fuerte hándicap en lugar es donde las condiciones climatológicas sean adversas, o no exista una red de circuitos preparados para este fin, fueron creadas las bicicletas estáticas, las cuales permiten desarrollar el mismo ejercicio en condiciones estáticas.

Pero, será en 1987 cuando un ex-ciclista norteamericano conocido como Jonhy G modificó una bicicleta para poder entrenar dentro de su garage. Para su entrenamiento añadió música a las sesiones para amenizar sus entrenamientos invernales. Este fue, el inicio del Spinning, también conocido como *ciclismo indoor, aero bike* etc., en función de los registros comerciales (imagen 1).

Actualmente, esta actividad, es una de las demandadas en cualquier centro deportivo (imagen 1). Consiste en el entrenamiento colectivo sobre una bicicleta estático bajo las directrices de un ritmo musical y estandarizando una técnica o movimiento de pedaleo adecuados y seguros (Heredia et al., 2004).

Imagen 1. Instructor de ciclismo indoor.

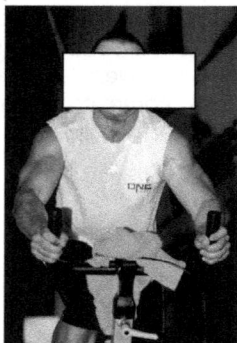

Una vez instaurada la actividad de ciclismo indoor, la industria del fitness con fin de optimizar el ejercicio físico y la adherencia al mismo, encontró en el medio acuático una solución para cubrir ambas necesidades. Por ello, nació el pedaleo acuático (imagen 2).

Imagen 2. Pedaleo acuático en grupo. Imagen tomada en la convención ANEF realizada en septiembre 2008.

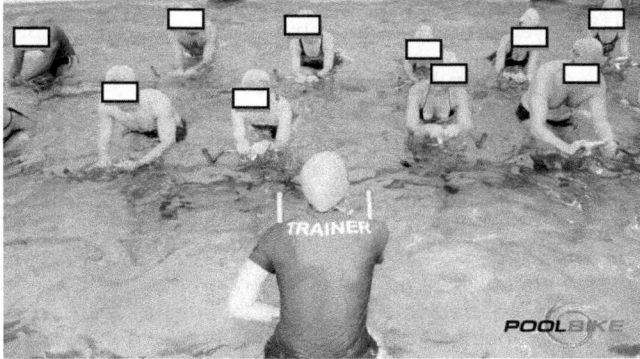

Con esta breve introducción se ha pretendido fundamentar la importancia del ejercicio realizado en la bicicleta sobre la salud. El siguiente paso es conocer brevemente, los hábitos deportivos y las tendencias de la población a la hora de realizar ejercicio físico.

IIa. HÁBITOS DE PRÁCTICA DEPORTIVA.

La práctica de ejercicio físico implica un factor de adherencia importante, por ello, la práctica deberá ser fácil, motivante y agradable, principalmente para las personas de edad avanzada.

De forma añadida, es conocido que existe una evidente necesidad de desarrollar programas de ejercicio físico acuático para la población. García Ferrando (2006) nos advierte de la importancia que para la población está adquiriendo las actividades acuáticas, incluyendo todas las vertientes que de ellas se derivan destacando como principal sector de demanda la población con edad avanzada. En la misma línea, se pronunciaron los expertos reunidos en el XXVIII Congreso AETN de natación y actividades acuáticas, celebrado en 2007 en Valencia, donde hubo consenso sobre la importancia que el medio acuático estaba cobrando dentro del campo del entrenamiento saludable. Por lo tanto, todo hace pensar la importancia que este medio está cobrando y cobrará en los próximos años.

Los principales motivos que mueven a los usuarios a asistir a n programa acuático son la iniciativa personal, el consejo médico y la influencia de los amigos, siendo este último aspecto el más considerado por los practicante en Cataluña ("Enquesta sobre els hàbits esportius de la població de Catalunya) mientras que significa el quinto lugar entre la población en general y el cuarto en el grupo de estudiantes según García Ferrando (1996). El resto de medios son escasamente influyentes (Moreno y Gutiérrez, 1998).

La demanda pública sobre las actividades acuáticas ofrecidas en piscinas cubiertas destaca la importancia de programas utilitarios, terapéuticos, natación escolar y mantenimiento (Moreno y Gutiérrez, 1999).

Actualmente el medio acuático está presente en muchos centros de actividad física y fitness, ya sea en forma de balneario, como medio para realizar actividad física, natación, aqua-gym, aqua-running, aqua-stretching, fenómeno que podríamos denominar **FITNESS ACUÁTICO**.

En el presente manual se presenta una actividad conocida, como es el pedaleo, con la peculiaridad de realizarlo en inmersión acuática. Situación que añadirá a los beneficios del ejercicio físico, los proporcionados por la inmersión acuática.

Especificando las posibles personas que podrían beneficiarse de la actividad del ciclismo acuático, debido a sus peculiaridades específicas, puede sugerirse que el perfil más habitual del pedaleo acuático será la persona adulta o adulta de edad avanzada que está preocupada por su salud. En este sentido, es conocido que, sí son adecuadas las exigencias cardiacas, el pedaleo terrestre (reduciendo las pulsaciones por minuto requerida por la sesión), es una actividad muy interesante y divertida (Francis et al., 1999; Gómez y Ruíz, 2007), por tanto, parece lógico que el pedaleo acuático gozará de las mismas características.

No obstante, la aplicación del pedaleo acuático se extiende desde la rehabilitación hasta entrenamiento de rendimiento, siempre que las dosis de ejercicio físico estén adecuada dichos objetivos (figura 2).

Figura 2. *Sector de población a los que está dirigida la práctica de ciclismo acuático.*

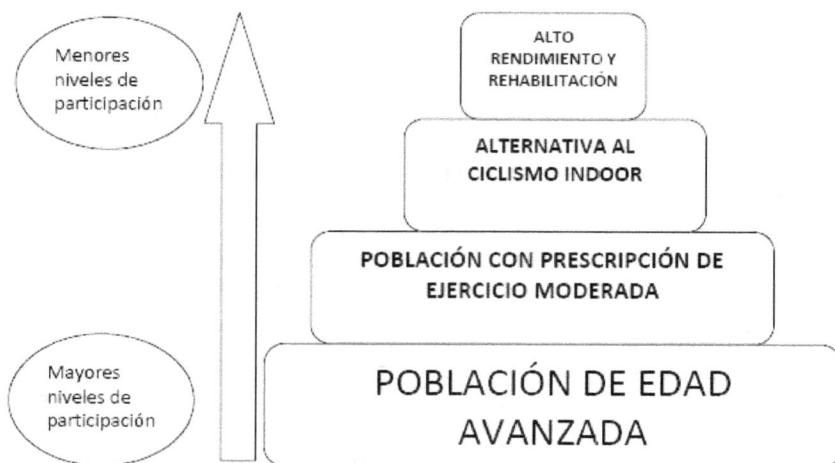

III.
MEDIO ACUÁTICO

Antes de desarrollar los aspectos específicos del pedaleo acuático, deben ser conocidas las principales características del medio acuático, que hacen de este, un medio muy beneficioso para el desarrollo de entrenamientos de la condición física bajo el prisma saludable. Para obtener los beneficios del ejercicio acuático deben conocerse las características diferenciales con las del medio terrestre, desde las actividades de tonificación acuática hasta las que pretenden el desarrollo de la aptitud cardiovascular.

IIIa. CARACTERÍSTICAS DEL MEDIO ACUÁTICO.

Con el fin de maximizar los beneficios proporcionados por el medio acuático, deberán ser conocidas las características específicas las cuales influirán sobre las respuestas del movimiento y desplazamiento del ser humano (Colado, 2004; Masumoto & Mercer, 2008) y de las respuestas del sistema cardiovascular y metabólico (Chulvi et al., 2009).

- Hipogravidez.

En el medio acuático la fuerza de la gravedad está contrarrestada con la fuerza de flotación. La fuerza de flotación (imagen 3) puede definirse como la fuerza que se opone a la fuerza de la gravedad (Schrepfer, 2007) y está fundamentada por el principio de Arquímedes, el cual, dictamina que cualquier objeto sumergido en el agua, experimenta una fuerza que le impulsa hacia arriba igual al volumen de líquido desplazado. En el ser humano la reducción de fuerza será progresiva en función de la proporción corporal que sumerjamos en el agua (figura 3). Esta reducción de fuerzas permite una mayor relajación muscular y descompresión articular, además de una reducción de los impactos traumáticos a nivel articular (Harrison y Bulstorde, 1987; Frangolias y Rhodes, 1996). Pöhyönen et al. (2001) registran una disminución de las fuerzas compresivas a nivel patelofemoral durante repeticiones de flexo-extensión de la pierna.

Además de la reducción en las fuerzas compresivas, el entorno acuático, resulta un medio facilitador para personas con capacidades motrices mermadas (Sova, 1993). Es decir, que permite una mayor autonomía de desplazamiento y movimientos, debido principalmente a la reducción del peso, una vez estamos inmersos en el medio acuático. Esta característica ha sido ampliamente estudiada, y aplicada para que personas con niveles reducidos de movilidad, con gran riesgo de caídas y con degeneraciones severas de las articulaciones puedan desarrollar tareas motrices de forma independiente.

Figura 3. *Representación del peso corporal soportado en función del nivel de inmersión (Schrepfer, 2007). [C7 = séptima cervical; Xif = apófisis xifoides; EIAS = espina ilíaca anterosuperior]*

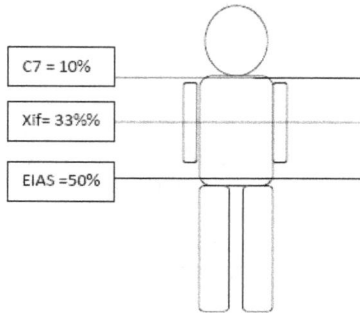

Otra situación consecuencia de esta propiedad del medio acuático es la reducción del impacto, con ello, también se reduce el ciclo estiramiento-acortamiento, fenómeno que pueda resultar contraproducente para mejorar la potencia y explosividad. Sobre este aspecto el grupo del doctor Colado está investigando en la actualidad, por lo tanto, sugerimos estar atentos a sus últimas publicaciones para poder clarificar este aspecto.

No obstante, no todo el mundo posee el mismo nivel de flotación. Siendo un factor muy importante la composición corporal y la grasa corporal (Thein & Thein, 1998), viéndose favorecida la flotación por mayores niveles de grasa corporal.

En el caso del ciclismo acuático, se entiende que las fuerzas compresivas sobre la articulación de la rodilla serán menores, de la misma forma que favorecerá ejercicios asociados y compensatorios tales como los estiramientos.

Imagen 3. *Situación de flotación.*

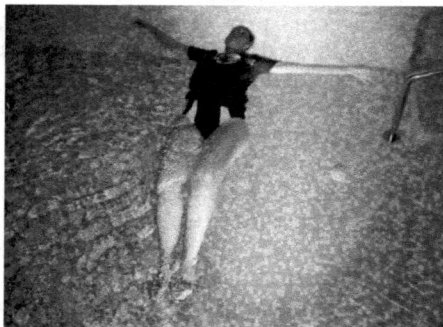

- Presión hidrostática.

El medio acuático genera una ligera presión sobre la superficie corporal, ésta, unida a la hipogravidez facilitan las posiciones verticales (menor riesgo de caída) y los desplazamientos (imagen 4).

La presión hidrostática genera cambios sobre el sistema cardiovascular (Thein & Thein, 1998) incrementando la circulación sanguínea muscular (Atkinson, 2007) y la facilitación del retorno venoso (Thein & Thein, 1998). Aspectos que han sido aplicados para incrementar la velocidad de recuperación tras periodos de esfuerzos (Chulvi et al., 2009). Además, la facilitación del retorno venoso unido a la facilitación mecánica muscular provocada por el pedaleo, puede resultar en un ejercicio muy beneficioso para aquellas personas que poseen problemas de circulación en los miembros inferior es, tales como, el conocido síndrome de las piernas cansadas.

Imagen 4. El nivel de inmersión influye directamente sobre la hipogravedad y la presión hidrostática.

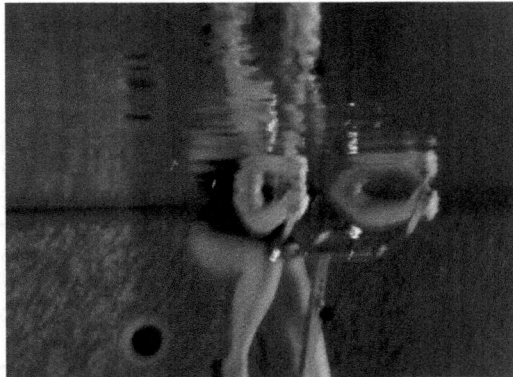

- Resistencia al movimiento.

La viscosidad de un medio puede ser definida como la fricción que ocurre entre las moléculas en un líquido, causando resistencia al flujo (Thein & Thein, 1998; Schrepfer, 2007). Esta resistencia incrementará de forma paralela a la velocidad de ejecución (Schrepfer, 2007).

El cuerpo humano no posee una gran hidrodinámica, situación que desemboca una mayor resistencia de desplazamiento y de movimiento en un elemento que resulta de 10 a 12 veces más viscoso que el aire (DiPrampero, 1986).

Por lo tanto, cualquier movimiento generado en el medio acuático es resistido en todas las posibilidades de movimiento (imagen 5). Por ello, nos parece muy acertada la aportación de Dufield (1985) quien comenta que:

"El agua supone una potencialidad de ejercicio en tres dimensiones"

Esta situación facilita la realización de sesiones integrales, donde puedan combinarse ejercicio de fortalecimiento para los miembros superiores en momentos de descanso de la sesión de bicicleta, o como una parte diferenciada del apartado cardiovascular de la sesión.

Imagen 5. Ejercicio típico de fortalecimiento de los miembros inferiores en el medio acuático.

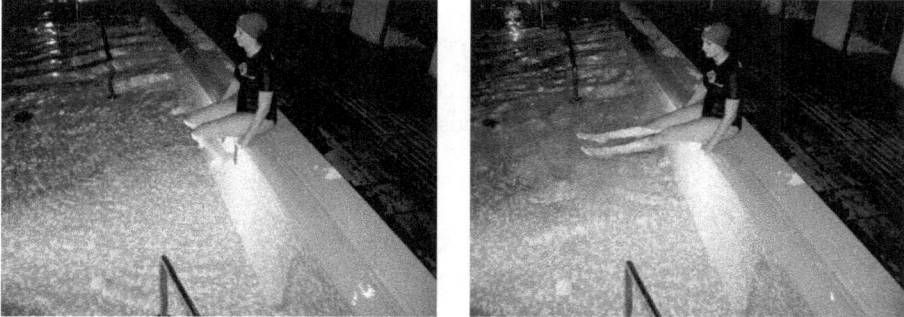

- Consumo energético.

Aunque resulta un parámetro difícil de comparar, es asumido que en general, cualquier ejercicio específico realizado en el medio acuático requiere de un mayor gasto energético que cuando es realizado en el medio terrestre, debido principalmente a las características específicas del medio acuático (Edlich et al., 1988; Shono et al., 2001). En nuestra experiencia práctica, hemos registrado mayores consumos calóricos – registrados indirectamente, a partir de fórmulas predictivas- para una misma carga de pedaleo acuático acuática cuando se compara con su homónimo terrestre (Chulvi & Masiá datos sin publicar).

No existe un consenso sobre cuál es el consumo calórico de una sesión de ciclismo indoor terrestre (más adelante serán expuestos algunos registros de consumo calórico en sesiones estándar), existiendo gran variedad de resultados debidos a la gran cantidad de factores que pueden influir sobre este registro.

Anecdóticamente, es conocido que la realización de ejercicio físico (45 minutos en cicloergómetro sumergido) en el medio acuático con una temperatura de 20° C genera una ingesta alimentaria post-ejercicio (trascurrido 1 hora) entre 41 y 44% mayor que sí el ejercicio es realizado en temperaturas neutrales (33°C) (White et al., 2005), desconociendo los mecanismos que desencadenan esta situación.

No obstante, debe ser remarcado que la ejecución de este ejercicio cardiovascular reduce las cargas además de reducir la percepción de esfuerzo, pudiendo favorecer la realización de sesiones de entrenamiento más extensivas favoreciendo con ello, un mayor consumo energético.

- **Termoregulación.**

El agua retiene el calor unas 1000 veces más que el aire. De la misma forma, la tasa de transferencia de calor es más rápida que el aire, siendo aproximadamente de unas 25 veces (Schrepfer, 2007). Parece ser que, hacer ejercicio acuático donde predomina el esfuerzo con los miembros inferiores se reduce la pérdida de calor probablemente para tener una menor conductividad de transferencia de calor (Toner et al., 1984). Esta situación lidera una reducción en la tasa de sudoración siempre y cuando la temperatura del agua sea neutra (entre 28º y 30ºC). No obstante, los factores ambientales, el estatus de entrenamiento, la intensidad y la duración del ejercicio física acuática puede influir directamente sobre los niveles sudoración del participante.

Tal y como ha sido avanzado, una temperatura que oscile entre 28 y 30 grados centígrados, resulta idónea para la práctica de ejercicio físico cardiovascular con intensidad moderada (AEA, 2008). Temperaturas menores a 25ºC no generaría problemas graves, pero si una gran incomodidad para la práctica de ejercicio físico. En el otro extremo, temperatura superiores a 37º pueden generar situaciones de riesgo principalmente por un mayor estrés del sistema cardiovascular (Schrepfer, 2007). Por último, debería intentarse mantener una temperatura estable, puesto que cualquier modificación de la misma será rápidamente percibida por los usuarios (Schrepfer, 2007).

- **Efectos del entrenamiento en el medio acuático.**

El medio acuático ofrece unas características específicas y diferenciales con el medio terrestre. Sin embargo, el cuerpo no diferencia en qué lugar , o de que modo realiza el ejercicio físico, puesto que la diferencia en los medios de entrenamiento no interfiere en los procesos de adaptación cardiovascular (Frangolias y Rhodes, 1996). Así pues, el tipo de ejercicio y la dosis-respuesta son los dos aspectos más importantes que caracterizarán los efectos del entrenamiento (Iwasaki et al., 2003). En este sentido, cabe señalar que, los efectos sobre el sistema cardiovascular y el músculo-esquelético, del entrenamiento acuático son muy similares a los obtenidos en el medio terrestre, siempre y cuando la dosis y la selección de ejercicio sean muy similares (Stevenson et al., 1988). Específicamente, los entrenamientos integrales acuáticos resultan una alternativa eficaz con beneficios muy similares a los obtenidos en sus homónimos terrestres para objetivos de incrementar el estatus neuromuscular y las aptitudes funcionales entre personas de edad avanzada (Tsourlou et al., 2006), personas con alteraciones en las articulaciones y con limitaciones en las competencias motrices (Thein & Thein,1998) y personas que buscan los efectos profilácticos sobre la salud que proporciona el ejercicio físico (Colado, 2004).

No obstante, debe ser advertido que la inmersión del cuerpo humano "per se" en el medio acuático, y durante la realización de ejercicio físico, padece algunas alteraciones que tienen el principal origen en los principios hidrodinámicos. Debe ser mencionado que, en términos generales, la realización de ejercicio físico bajo condiciones de inmersión reduce las pulsaciones por minuto, la producción de lactato y el gasto de oxígeno (Eckerson y Anderson, 1992; Heithold y Glass, 2002). Siendo sugerido que la reducción de estos parámetros puede estar inversamente relacionada con la profundidad de la inmersión (Benelli et al., 2004), es decir, que a mayor profundidad, mayores reducciones de los sistemas biológicos citados. No obstante, otros factores como la temperatura, la composición corporal y el estatus físico también pueden influir en estas respuestas.

Debe ser precisado que la bicicleta es considerada como una alternativa de menor impacto que la tarea de correr. Si son mantenidos los mismos criterios de entrenamiento, el entrenamiento en bicicleta estática permite mantener el VO2 conseguido por el entrenamiento previo – con ejercicio de carrera- (Eyestone et al., 1993). No obstante, debe ser conocido que las adaptaciones conseguidas por el entrenamiento en bicicleta son muy específicas. Por lo que, las mejoras, en término de rendimiento, obtenidas por el entrenamiento mediante la tarea del pedaleo, solo serán aplicables a tareas de pedaleo (Pecnar et al., 1984), aunque liderará mejoras globales sobre la salud cardiovascular y neuromuscular principalmente. En este sentido, es conocido que, quienes entrenan en bicicleta solo mejoran únicamente en el test del cicloergómetro, mientras que los que entrenan corriendo mejoran en los test de correr y de cicloergómetro (Roberts & Alspaugh, 1972). No obstante los beneficios obtenidos por el entrenamiento en el medio acuático serán transferibles a la misma tarea realizada en el medio terrestre (Broman et al., 2006).

- Efectos psicológicos.

Además de los efectos físicos que implica la ejecución de ejercicio físico en el medio acuático, no debe ser obviado que, posee beneficios sobre la esfera psicológica. Al medio acuático se le han atribuido efectos que incrementan la sensación de bienestar (Rodríguez & Moreno, 1998). De forma añadida si el técnico es capaz de transmitir la mejora en la sensación de competencia motriz y favorece la cohesión en grupo social, el resultado será una mayor adherencia a largo plazo sobre la actividad realizada (Kang et al., 2007).

Estas características específicas han generado que cualquier actividad realizada (estiramientos, aeróbicos, fortalecimiento muscular, movilización articular, equilibrio, etc.) dentro del entorno acuático sean denominadas como ejercicio acuático. Dentro de este tipo de actividades encontramos las que pretenden desarrollar la aptitud cardiovascular con la utilización de la bicicleta acuática.

IV.
PEDALEO

Evidentemente, el esfuerzo realizado en la bicicleta está provocado por la acción del pedaleo. En las siguiente líneas será descrito las características principales del pedaleo y cuáles son las diferencias entre el pedaleo terrestre con respecto al acuático.

IVa. TERRESTRE.

El pedaleo está caracterizado por generar un movimiento circular. Donde, tradicionalmente han sido distinguidas dos fases, la fase de potencia y la fase de recobro. En función de la posición del pedal durante el movimiento circular se activan unos grupos musculares u otros (imagen 6 y tabla 5).

A lo largo del apartado, serán descritas las posiciones del pedaleo utilizando – los grados de flexo-extensión de rodilla articulación de mayor implicación dinámica- sin embargo, aportamos la descripción por cuadrantes (tabla 4).

Imagen 6. Cuadrantes en los que puede dividirse el pedaleo.

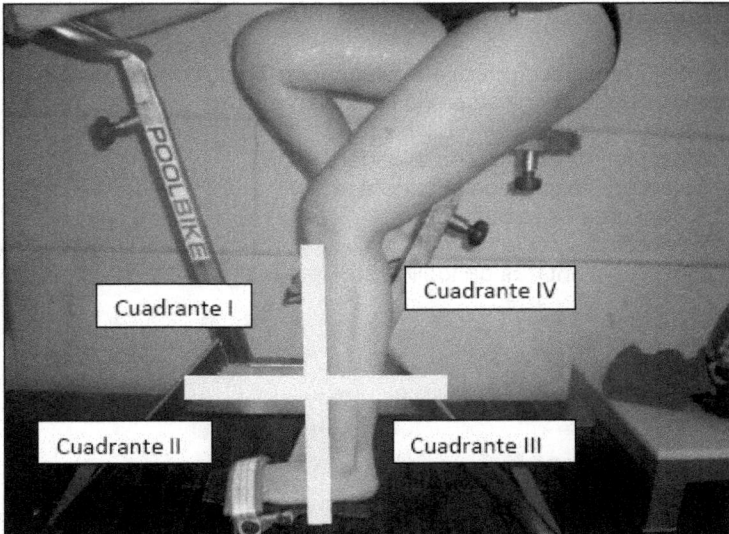

Tabla 4. Relación entre los cuadrantes para describir las diferentes fases del pedaleo y los grados de flexión de rodilla a los que corresponden.

CUADRANTE	I	II	III	IV
GRADOS	0-90°	90-180°	180-270°	270-360°

Pese a los avances en estudios de activación muscular, debe ser advertido que existe gran posibilidad de variación en función de la intensidad, la cadencia, el calzado, la postura adoptada, la mecánica y el "status" de condición física.

Tabla 5. *Participación muscular durante el pedaleo. A partir de los datos publicados de Hug & Dorel (2007).*

Músculo	Grados de inicio de la activación	Grados de finalización de la activación
Glúteo Mayor	0°	130°
Vasto Lateral y Medial	Ligeramente anterior a 0°	Sobrepasado los 90°
Recto Femoral	Ligeramente anterior a la activación de los vastos	Sobrepasado los 90°
Tibial Anterior	180ª	0°
Gastrocnemio Lateral y Medial	30°	270ª
Sóleo	45ª	135°
Flexores de rodilla	Ligeramente posterior a 0°	270ª

Las activaciones muscular es son progresivas en función de las demandas durante el pedaleo, en este sentido, es conocido que mayores cadencias de pedaleo exigen mayor es activaciones por parte de los grupos musculares involucrados (Ericson, 1986).

El trabajo mecánico positivo total (imagen 7), durante la fase de potencia de la pedalada puede desglosarse de la siguiente forma (Ericson, 1986):

- Músculos extensores de la cadera: 27%
- Músculos flexores de la cadera: 4%
- Extensores de rodilla: 39%
- Flexores de rodilla: 10%
- Flexores plantares de tobillo: 20%.

Imagen 7. Participación mecánica durante la fase positiva de la pedalada.

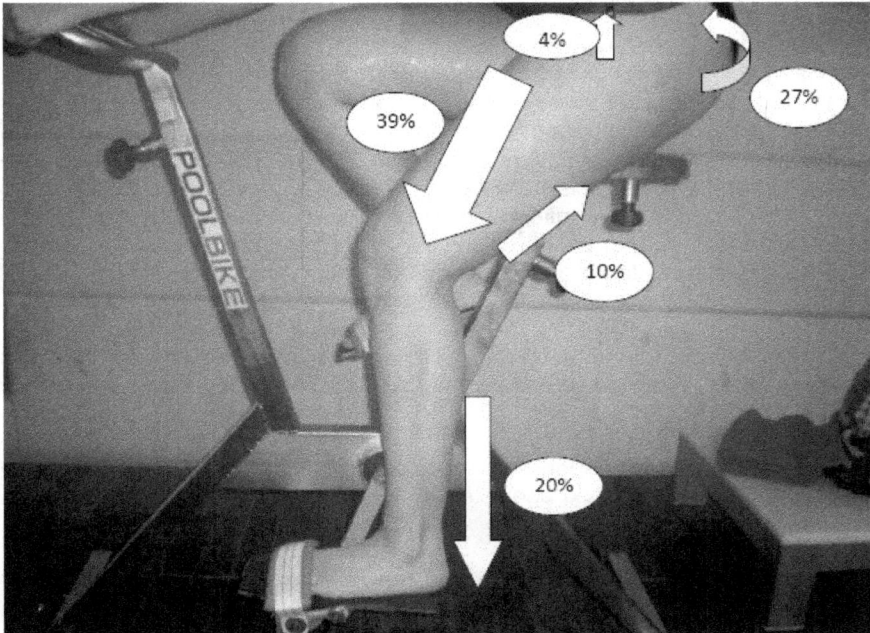

Las diferentes posiciones encima de la bicicleta también puede afectar al patrón de activación muscular durante la pedalada (Hug & Dore, 2007), sin embargo, este dato resulta poco relevante, puesto que durante las sesiones de ciclismo acuático, serán escasas las veces en las que se simulen escaldas de pié.

Tal y como ha sido comentado anteriormente, la bicicleta ha sido prescrita como ejercicio de rehabilitación tanto en personas con alteraciones y enfermedades cardiovasculares, como en personas que padecen algún problema del aparato locomotor centrado en los miembros inferiores. En esta línea, un estudio muy interesante (Villarroya et al., 2001) comparó la actividad de caminar y con el pedaleo con el objetivo de determinar las características diferenciadoras a la hora de prescribir una actividad u otra. Este trabajo –concluye que la bicicleta es un ejercicio que genera menores niveles de carga fuerzas recibidas-, permite un mayor rango de movimiento para los núcleos de movimiento de la cadera y la rodilla, además de solicitar mayores activaciones musculares, principalmente del glúteo mayor y del cuádriceps que cuándo es comparado con la actividad de caminar.

IVb. ACUÁTICO.

La biomecánica de pedaleo es muy similar entre condiciones de seco y medio acuático, sin embargo, deben remarcarse ciertas diferencias derivadas principalmente por la situación de inmersión del cuerpo humano (Thein & Thein,

1998) centrando el presente manual en las alteraciones ocurridas durante la inmersión realizando ejercicio físico.

La principal diferencia entre la pedalada acuática con respecto a la terrestre es la modalidad para generar resistencia al movimiento. Las bicicletas terrestres incorporan sistemas como la cadena para incrementar el desarrollo o sistemas de frenado, con zapata o frenos electromagnéticos. Por su lado, el mecanismo de resistencia en las bicicletas acuáticas viene generado por la resistencia a la forma. La resistencia frontal generada por el propio pedal o por un sistema de aspas en cruz permite controlar la intensidad de la carga gracias a la modificación (ampliando) de la resistencia frontal, estableciendo mayores activaciones musculares tanto para el bíceps femoral como para el recto femoral, ante mayores resistencias frontales (Martins et al., sin año).

Por un lado, encontraremos resistencia generada por un pedal plataforma, y por otro, la resistencia será proporcionada por unas aspas en forma de cruz.

Esta característica aporta mucha seguridad al ejercicio, puesto que genera patrones con un equilibrio agonista- antagonista muy elevado (Martins et al., sin año).

La resistencia creada por cualquier mecanismo citado anterior mente pretende reducir la hidrodinámica, aumentando el área de superficie. Esta situación, desemboca en un incremento de la fuerza de resistencia frontal (imagen 8), la cual implica que cuanto mayor sea el esfuerzo realizado en el movimiento, mayor será la resistencia encontrada por el ejercitante.

Otra característica diferenciadora entre ambos pedaleos implica la inercia. Mientras que con la bicicleta en el medio aéreo, la inercia generada por el pedaleo, minimiza la resistencia en las fases de recuperación del pedaleo, con la bicicleta en medio el acuático, todo el recorrido circular requiere de una generación de fuerzas similares, para mantener el pedaleo constante. Creando así un trabajo constante en todas las fases de su movimiento, y con ello, una mayor implicación muscular.

Imagen 8. *Representación gráfica de la resistencia frontal de un cuerpo inmerso en el agua (Tomado de Llana et al., 2004).*

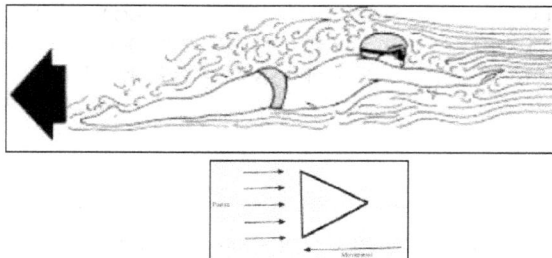

Tal y como ha sido avanzado, la resistencia en el pedaleo acuático viene dada principalmente por la resistencia a la forma (imagen 8). Dicha intensidad puede modificarse mediante la velocidad (Schrepfer, 2007). El movimiento rápido (sobre todo con elementos que no resultan hidrodinámicos) produce numerosos remolinos por detrás del objeto elevando la energía cinética en las – partículas de agua y produciendo un descenso de la energía de presión generando un zona de baja presión- con el consiguiente arrastre en sentido contrario al movimiento (figura 4) arrastre que puede resistirá el movimiento (Llana et al., 2004).

En un apartado posterior, la manipulación de variables que afectan directamente a la intensidad durante el pedaleo acuática será desarrollada más ampliamente.

Imagen 9. Pedaleando en el agua.

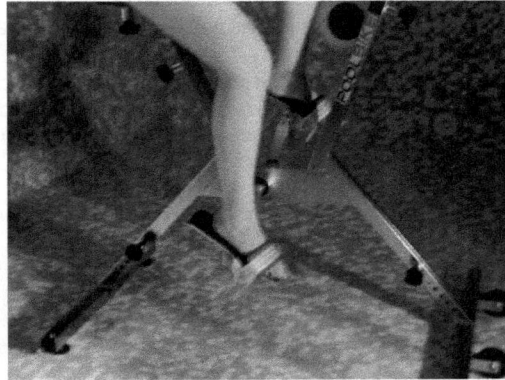

Una resistencia adicional que debe ser tomada en consideración fue advertida por Pöyhönen et al. (2000) quienes describen, que el flujo de agua generado por el movimiento de una pierna crea una resistencia adicional sobre el movimiento de la otra pierna. Esta situación esta descrita para los movimientos de flexo-extensión de rodilla con objetivo de fortalecimiento, sin embargo, parece lógico pensar que sucederá durante los mismos movimientos durante el pedaleo (imagen 9).

Figura 4. Resistencia de forma (turbulencias) ante movimientos rápidos con elementos no hidrodinámicos (Colado, 2004).

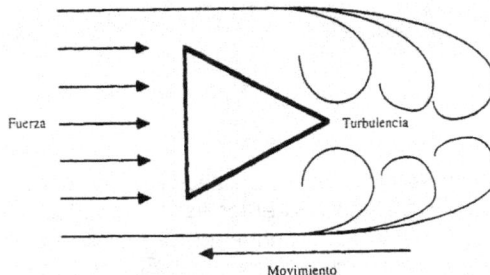

Fuerza

Turbulencia

Movimiento

Tal y como han sido citados anteriormente, son conocidos principalmente, dos sistemas de control para la resistencia del pedaleo, el sistema con aspas en forma de cruz y el pedal plataforma. Ambas modifican el -comportamiento del pedaleo con respecto al pedaleo terrestre-, pudiendo decir que, en función del sistema los efectos del mismo diferirán. A continuación, son descritos y caracterizados ambos mecanismo de resistencia.

- Aspas en forma de cruz

Son aspas montadas en la parte central de la bicicleta (imagen 10), este sistema fue el primero en aparecer – dentro de las bicicletas acuáticas-, el usuario debe utilizar un calzado especial ya que los pedales son de sistema tradicional, suelen tener aspas regulables en longitud, con el fin poder regular la resistencia del ejercicio. Este sistema reduce la capacidad de generar progresión de intensidad, puesto que a mayor velocidad menor resistencia debido a la turbulencia que provoca el giro de las aspas – que en este caso facilitará el movimiento debido a la proximidad de las aspas-. El usuario debe regular la longitud de las aspas individualmente además debe realizar dicho ajuste dejando de pedalear. Este requisito para la modificación de la intensidad unido a la necesidad de un calzado específico representan un hándicap para la mayor parte de los usuarios (Chulvi y Masiá, 2008).

Imagen 10. Ejemplo de un mecanismo de pedaleo con aspeas en cruz.

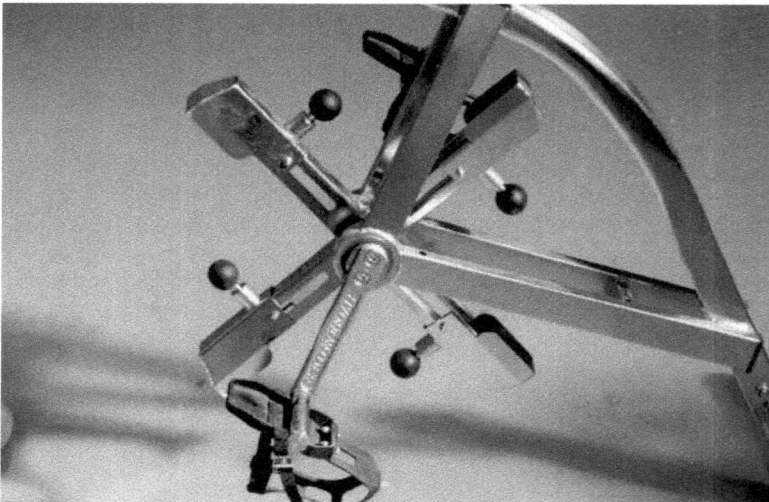

- Pedal plataforma

Este mecanismo hace referencia a la utilización de un pedal de mayores --dimensiones con respecto al aplicado en el terrestre (imagen 11) con el fin de incrementar la resistencia frontal-. Este concepto de bicicleta con pedal plataforma ha sido adoptado por las bicicletas Poolbike. El diseño del pedal facilita un pedaleo progresivo sin necesidad de incorporar sistemas mecánicos de regulación, cuánta menor velocidad menor resistencia, a mayor cadencia mayor esfuerzo (tal y como ha sido justificado anteriormente). Su capacidad de regulación y de ejercicio progresivo e individualizados unido a la tensión muscular continuada que ofrece resulta un ejercicio muy apetecible gracias a este sistema. El usuario pedalea con los pies descalzos facilitando que cualquier usuario pueda pedalear sin limitaciones (Chulvi y Masiá, 2008).

Imagen 11. *Ejemplo de una bicicleta con mecanismo de pedal plataforma.*

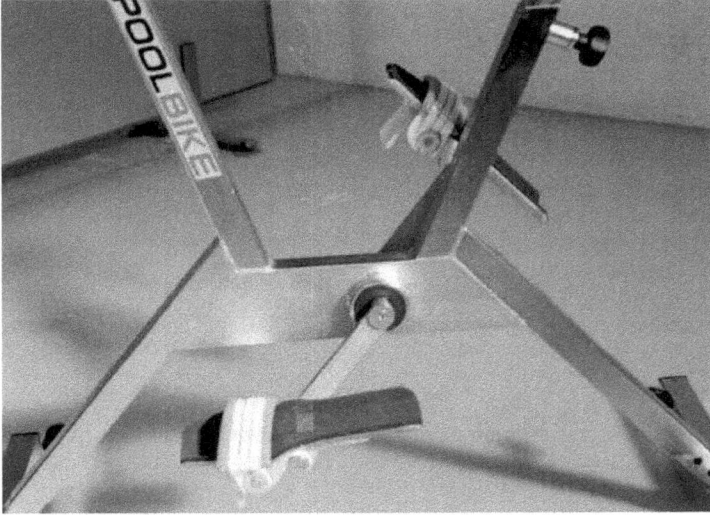

V.
¿CÓMO CONTROLAR LA INTENSIDAD?

Va. COMPONENTES DE LA INTENSIDAD.

La intensidad del ejercicio físico es una variable manipulable que permite adecuar la dosis-respuesta del entrenamiento del pedaleo acuático. Tradicionalmente, la intensidad ha sido registrada por medio de las pulsaciones por minuto o por el consumo de oxígeno puesto que estos parámetros incrementan de forma paralela a la intensidad del ejercicio realizado.

En las bicicletas terrestres existen diferentes formas de incrementar la intensidad durante una sesión (tabla 6) :

Tabla 6. *Consideraciones relativas a las variables manipulables para modificar la intensidad en el ejercicio del pedaleo. (Tomado de Heredia et al., 2004).*

Variable	Consideración
Cadencia	Controlada mediante las revoluciones por minuto (rpm). Esta variable se refiere a los ciclos completos y está en relación con la música (bpm).
Resistencia	Esta variable es controlada por el instructor y hace referencia a la fuerza de resistencia, generada por el mecanismo diseñado por cada constructor, para ejercer un frenado, y por tanto, un incremento de la dureza del pedaleo.
Posición	La posición del cuerpo encima de la bicicleta también puede modificar la intensidad del ejercicio.

Sin embargo, durante las sesiones de acuáticas las estrategias de modificación de intensidad deben ser adecuadas a las características del medio acuático. La primera consideración que debe tenerse presente es desprendida en una reciente publicación de la Aquatic Exercise Association (AEA, 2008), que recomienda controlar la intensidad por medio de las características que proporciona el medio acuático.

1. Intensidad por la cadencia.

La cadencia musical permite un control general sobre la intensidad de la clase, no obstante, resulta complicado marcar estrictamente el ritmo musical durante el pedaleo acuático. Esta complicación para mantener constante una cadencia de pedaleo homogénea es debida principalmente al perfil de resistencia acuática y a los movimientos del cuerpo (Shapiro et al., 1981). Pero debemos tener presente unas aproximaciones para poder controlar el ejercicio.

En este sentido, conocemos que una cadencia de 75-90 BPM resulta suficiente para el desarrollo aeróbico en hombres jóvenes sanos (Yázigi et al., 2008). Trabajos anteriores, registran que una cadencia de 40 RPM con un cicloergómetro Monark modificado para la inmersión acuático registró un VO2 de 4.0 lm (Shapiro et al., 1981). Posteriormente, Connelly et al. (1990) han mostrado que manteniendo una cadencia de 55-60 RPM implica un consumo de oxígeno del 78% del VO2máx. Por lo tanto, en esta actividad las cadencias no deberían sobrepasar las 90 BPM, para el objetivo de mejora del sistema cardiovascular.

Estos datos implican un tratamiento específico de la música para el diseño de la clase, que permita una aproximación al objetivo pretendido de la sesión.

a. Tratamiento musical.

La aplicación de la música en las clases colectivas ha estado presente en todas las disciplinas, debido a su componente motivante, a la utilización de las estructuras musicales para ajustar la coreografía y a la velocidad de los beats musicales como variable para controlar la intensidad.

La extendida aplicación de la música en la industria del fitness y de la actividad física se puede justificar por los siguientes aspectos (Harmon y Kravitz, 2007):

1. La música parece facilitar la práctica de ejercicio físico, aunque actualmente no están discernidos los mecanismos desencadenantes de éste efecto. Varias son las teorías al respecto:

    a. Reducción de la sensación de fatiga.
    b. Incremento en los niveles de arousal -estado emocional previo al ejercicio-.
    c. Incremento de la coordinación.
    d. Relajación fisiológica.

2. La utilización de música motivante y estimulante proporciona un incentivo para todos los practicantes.

3. Si los practicantes disfrutan con la música aplicada, el rendimiento para la actividad se verá incrementado, es decir, existe la posibilidad de que genere un efecto ergogénico.

En las clases de ciclismo dentro del medio acuático la música dentro de sus funciones reparte mayor importancia al componente emotivo y motivante que como estructura base sobre la que desarrollar la actividad. Esta situación es debida a la dificultad de llevar una cadencia homogénea dentro del agua. Por lo tanto, no puede considerarse, tal y como se ha visto anteriormente, en un factor de control de la intensidad.

Por lo tanto, la selección musical para las clases de ciclismo indoor, dentro de lo posible deberán ajustar los beats por minuto (bpm) a las revoluciones por minutos (rpm), pero dando mayor importancia al perfil de usuario, usando música que les pueda agradar.

Una realidad presente es que muchas instalaciones no tienen un buen tratamiento acústico en la piscina y los equipos suelen ser portátiles, generando que la calidad de sonido sea inferior. Evitar un volumen demasiado alto que pueda distorsionar y convertir la música en un ruido molesto.

2. Intensidad por la resistencia.

La intensidad medida por la resistencia implica la resistencia hidrodinámica que será ejercida durante el pedaleo. Recordemos que debido a las características del medio acuático la resistencia podrá incrementarse en función de la velocidad de ejecución o del área de contacto frontal con el agua.

Vb. FORMAS DE CONTRALAR LA INTENSIDAD.

Hemos conocido como podemos variar la intensidad durante la sesión, ahora queda conocer cómo podemos controlar o monitorear la intensidad con el fin de mantener la sesión dentro de los parámetros que han sido consensuados saludables, o en el caso de ser necesario para el incremento de la resistencia cardiovascular.

1. Pulsaciones por minuto.

El control de la intensidad por medio de las pulsaciones por minuto ha sido ampliamente aplicado para el entrenamiento cardiovascular como indicador de cargas (García et al., 2006). Estableciéndose unas zonas (tabla 7) basadas en la respuesta de la FC promedio y en la fiabilidad de este parámetro, permitiendo generar una propuesta que sirve como punto de partida para el control de la carga de entrenamiento.

Tabla 7. Relación existente entre las pulsaciones durante el ejercicio aeróbico y el objetivo del entrenamiento según García et al., (2006).

Objetivo del entrenamiento	Pulsaciones objetivo
Recuperación	Hasta 130 ppm
Mantenimiento de capacidad aeróbica	Hasta 150 ppm
Desarrollo capacidad aeróbica	Hasta 170 ppm
Desarrollo potencia aeróbica	Hasta 185 ppm
Desarrollo potencia/capacidad anaeróbica	Más de 185 ppm

a. Formas de controlar las pulsaciones por minuto.

Las pulsaciones pueden monitorizarse por medio de pulsómetros o cardiotacómetros (imagen 12) y de la toma del pulso. Las recomendaciones generales para su adecuado registro están reflejadas en la tabla 8.

Imagen 12. Toma de pulsaciones por medio de pulsómetros.

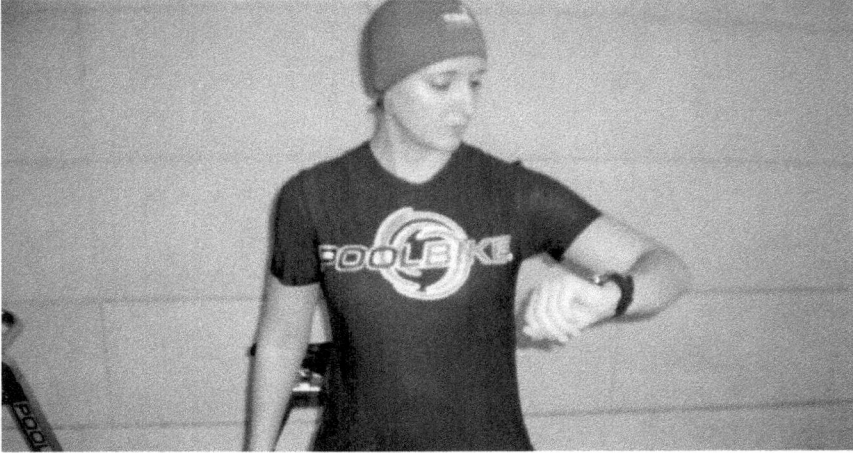

Tabla 8. Criterios básicos para la toma de pulsaciones manualmente, según Heyward, (2008).

Formas de medir la frecuencia cardíaca manualmente.

1. Usar los dedos medio e índice para ubicar el pulso radial en la cara externa de la muñeca justo debajo de la base del pulgar (imagen 12). No se debe utilizar el pulgar para sentir el pulso porque tiene pulso propio y puede conducir a una medición inexacta.

2. Si no se logra sentir el pulso radial, se puede intentar la localización del pulso carotídeo (imagen 13) mediante la colocación **suave** de los dedos sobre la región frontal del cuello, justo al costado de la laringe. No se debe comprimir con firmeza la región porque esto puede producir un descenso de la frecuencia cardiaca.

3. Se usa cronómetro o la segunda manecilla del reloj de muñeca para controlar el número de latidos por minuto durante 6, 10 o 15 segundos.

Imagen 13. Toma de pulsaciones en el pulso radial.

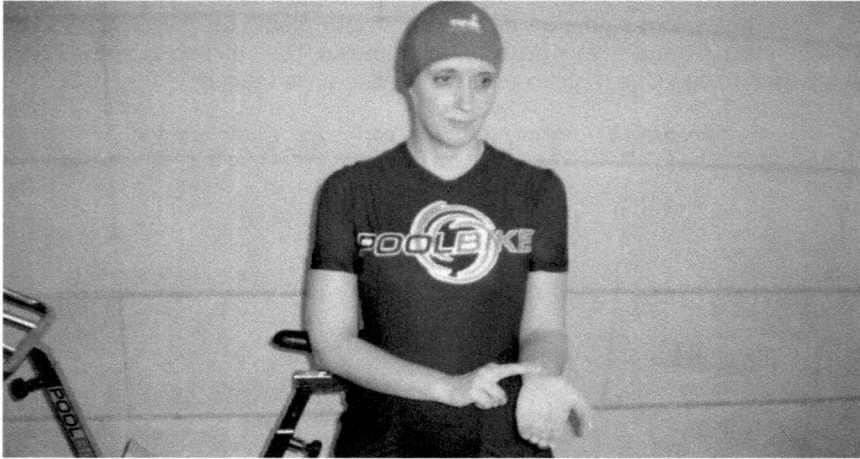

Imagen 14. Toma de pulsación en el pulso carotideo.

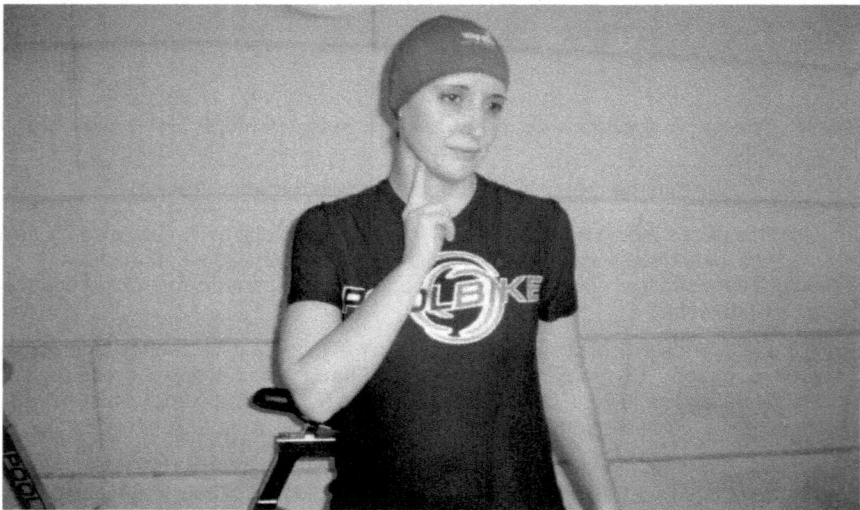

Aunque también ser á propuesta la utilización de la escala de percepción de esfuerzo como alternativa al monitoreo de las pulsaciones por minuto para el control de la intensidad, resulta interesante su control post-ejercicio (John et al., 2008). El registro por palpación del pulso post-ejercicio tiende a subestimar las pulsaciones por minuto obtenidas por el ejercicio, por ello, ha sido sugerida la aplicación de factores de corrección. Este factor de corrección (tabla 9) implica-rá sumar el valor del mismo en función del tiempo trascurrido entre la finaliza-ción del ejercicio y el registro de las pulsaciones (John et al., 2008).

Tabla 9. Aplicación del factor de corrección en función del número de segundos transcurridos al finalizar el ejercicio y el comienzo del registro de la frecuencia cardíaca, según John et. (2008).

Segundos post-ejercicio	Factor de corrección (para sumar al registro)	Fiabilidad
10	5	83
20	10	71
30	15	60
60	28	63

Tal y como ha sido citado anterior mente, es conocido que la respuesta de las pulsaciones por minuto están reducidas tanto en reposo como durante el ejercicio dentro del medio acuático, siendo estimado una respuesta aproximada de 10 pulsaciones por minuto menor a las obtenidas con el mismo ejercicio en el medio terrestre (Padilla y Golding, 2004). Esta situación exige de un replanteamiento a la hora del control de la sesión por zonas de frecuencia cardiaca. Padilla y Golding (2004) han recogido que resulta más adecuado para igualar el control de la intensidad entre ejercicio acuático y terrestre restar 10 a la frecuencia cardiaca objetivo extraída mediante la frecuencia cardiaca de reserva (ver cuadro 1).

Cuadro 1. Aplicación de la fórmula predictiva para la determinación de las pulsaciones objetivo durante ejercicios acuáticos propuesta por Padilla y Golding (2004).

(Frecuencia cardiaca máx [220-edad]-Frecuencia cardiaca de reposo) (porcentaje objetivo [ver tabla]) + Frecuencia cardiaca reposo = Frecuencia cardiaca objetivo - 10

La utilización de pulsómetros permitirá monitorizar durante toda la sesión el rendimiento de las pulsaciones por minuto. El control de este valor permite orientar el entrenamiento al objetivo principal pretendido, anteriormente han sido expuestas las zonas de entrenamiento en función de las pulsaciones por minuto. En la tabla 10, aparecen dos zonas de entrenamiento prescritas a partir del consumo de oxígeno máximo o de la frecuencia cardiaca de reserva.

Tabla 10. Relación entre la intensidad del ejercicio – controlada mediante VO2 o frecuencia cardiaca de reserva)- y las diferentes aplicaciones que presentan. Tomado de Swain, (2006).

INTENSIDAD	%VO2 ó HRR	APLICACIÓN
Moderada	40%-59%	Elevado consumo calórico y algunos beneficios sobre el sistema cardiovascular.
Vigoroso	60-85%	Elevado consumo calórico y mayores beneficios sobre el sistema cardiovascular.

2. Escala del esfuerzo percibido.

La utilización de la percepción de esfuerzo ha sido utilizada como un test sencillo de control sobre el estrés orgánico generado por el ejercicio físico, su aplicación entre personas sanas ha sido sugerida como un factor de adherencia al ejercicio utilizando prescripciones del ejercicio basadas en la preferencia de intensidad frente a la prescripción de ejercicio más estrictas en parámetros fisiológicos (Dishman, 1994).

La aplicación de la escala de esfuerzo percibida resulta de gran utilidad para controlar la intensidad desarrollada durante las sesiones de ejercicio físico acuático (AEA, 2008; Heithold y Glass, 2002). Esta herramienta permite que el usuario y el técnico tengan presente indirectamente la carga de entrenamiento impuesto. Su aplicación está validada para las actividades con bicicletas (figura 5), puesto que ha sido mostrada una relación lineal entre la carga y las variables fisiológicas -pulsaciones por minuto y consumo de oxígeno- (Robertson et al., 2004).

Esta propuesta de control del ejercicio resulta muy útil, puesto que cuando los usuarios han aprendido a dosificarse en función de su percepción de esfuerzo las planificaciones pueden generalizarse permitiendo por tanto progresiones más adecuadas para cada practicante.

La relación propuesta por el autor queda reflejada en la tabla 11.

Tabla 11. Relación establecida por Robertson et al., (2004) entre la puntuación en el valor de esfuerzo percibido y la intensidad del ejercicio.

VALORES PERCIBIDO	INTENSIDAD DEL EJERCICIO
0-1	Extremadamente fácil
2-3	Fácil
4-5	Algo fácil
6-7	Algo duro
8-9	Duro
10	Extremadamente duro

Figura 5. Tabla de percepción de esfuerzo aplicada al ciclismo (modificado de Robertson y col., 2004).

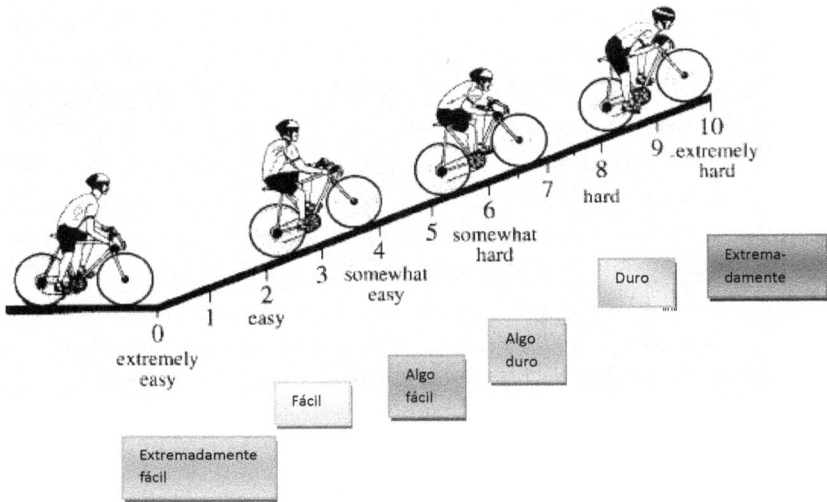

En estudio piloto llevado a cabo por Chulvi y Masiá (datos sin publicar) se registraron las percepciones de esfuerzo, las pulsaciones por minuto y los Rpm para establecer un punto de partida que aproximará las cargas de entrenamiento en 10 sujetos (activos, pero sin experiencia en el pedaleo acuática) mientras pedaleaban acuáticamente (tabla 12).

Tabla 12. Relación encontrada entre la cadencia del pedaleo, la percepción de esfuerzo y las pulsaciones por minuto (Chulvi y Masiá, datos sin publicar).

Revoluciones por minuto	Percepción de esfuerzo	Pulsaciones por minuto
40	Muy fácil	110
50	Fácil	130
60	Fácil	140
70	Algo Fácil	152
80	Algo Fácil	159
90	Algo Difícil	168

VI.
BENEFICIOS ESPECÍFICOS DEL PEDALEO ACUÁTICO

Anteriormente han sido descritos los diferentes beneficios que el entrenamiento acuático puede proporcionar. En el presente apartado serán descritos específicamente los beneficios del pedaleo en el medio acuático. No obstante, debe ser advertido que la magnitud de los mismos será dependiente de variables como el estado de forma del practicante, el nivel de inmersión o la temperatura del agua.

VIa. ARTICULACIONES.

El medio acuático reduce la gravedad y la aceleración, por lo que el ejercicio físico en el medio acuático demandará menores impactos traumáticos (Frangolias y Rhodes, 1996). La presión hidrostática y la hipogravidez permitirán a su vez una reducción de las cargas sobre la columna y la rodilla haciendo factible su prescripción en personas con patologías articulares en dichas zonas (Colado, 2004).

VIb. TERMORREGULACIÓN.

Tal y como ha sido citado anteriormente, el ejercicio físico realizado en el medio acuático favorece la termorregulación, por tanto, el pedaleo acuático también favorecerá la termorregulación, atenuando el incremento de temperatura corporal ante ejercicios sub-máximos (Israel et al., 1989).

VIc.RESPUESTAS CARDIOVASCULARES.

En términos generales, el ejercicio realizado en el medio acuático genera menores valores de pulsaciones por minuto y menores niveles de lactato sanguíneo (Benelli et al., 2004 Padilla y Golding, 2004, Kravitz y Mayo, 1997).

En un estudio comparativo (Christie et al., 1990), fueron registrados diferentes variables entre un grupo que pedaleo en el agua y otro en el medio terrestre con intensidades de 40, 60, 80 y 100% de VO2máx. Se observó como el VO2máx y la tensión arterial sistólica obtuvieron registros idénticos, mientras que la frecuencia cardíaca fue menor en el grupo acuático (Christie et al., 1990).

Los menores niveles de lactato sanguíneo pueden ser asumidos a una posible reducción del flujo sanguíneo (Nakanishi et al., 1999), aunque el mecanismo explicativo permanece desconocido. Por su parte, los menores registros en pulsaciones por minuto pueden venir dados por un incremento de la precarga cardiaca. Ambas respuestas están generadas por los efectos hidrostáticos (Nakanishi et al., 1999).

Tabla 13. Relación entre revoluciones por minuto durante el pedaleo acuático y el consumo de oxígeno. En la última columna aparece la referencia científica de la que ha sido extraido.

Revoluciones por minuto	VO2		Referencia
30-40 RPM	0.5-4.0 l·min-1		Shapiro et al., 1981
29-40 RPM	0.5-0.75 l·min-1		Morlock y Dressendorfer, 1974
80 RPM	4.0 l·min-1		Morlock y Dressendorfer, 1974
75-90 RPM	27°	4.06 L.min	Yázigi et al., 2008
	31°	4.25 L·min	

Esta reducción de las demandas cardiovasculares resulta un efecto muy atractivo para personas que han padecido un episodio cardiaco. Y aunque, resulta necesario una prescripción específica por parte del cardiólogo, Meyer y Leblanc han sugerido recientemente que el pedaleo acuático suave resulta más eficaz que el mismo ejercicio realizado en el medio terrestre (Meyer y Leblanc, 2008). El citado estudio está realizado con personas que han padecido una disfunción ventricular izquierda, por lo tanto, debe repetirse la necesidad de una prescripción médica para la inclusión del pedaleo acuático, puesto que estos datos no pueden generalizarse a todas las afecciones cardíacas. Además, siempre que se combine el ejercicio aeróbico con el ejercicio anaeróbico, permite incrementar la tolerancia al ejercicio y el incremento de la fuerza muscular, mejorando paralelamente el perfil lipídico y la composición corporal en personas afectadas del corazón.

El pedaleo acuático no genera modificaciones en la tensión arterial (Christie et al., 1990) o reduce los valores de la misma (Frangolias y Rhodes, 1996).

Debido a la situación específica el ejercicio de pedaleo acuático resulta una actividad en que se facilita la actividad cardiovascular, generando un estrés moderado sobre el mismo. No obstante, existe la posibilidad de generar mayor intensidad y obtener un estímulo con una intensidad suficiente como para desencadenar las adaptaciones saludables de un entrenamiento cardiovascular. Una reseña destacable sobre la magnitud del estímulo que puede suponer el ejercicio de pedaleo acuático es la validación del conocido test de Conconi para bicicleta acuática con el fin de evaluar el fitness cardiovascular (Neves et al., 2007).

Un último aspecto que debe ser destacado es que la presión del agua unido al masaje provocada por los mismos movimientos acuáticos contribuirán a favorecer el retorno venoso (Rodríguez y Moreno, 1998). Por lo tanto, aquellas personas con mala circulación y/o con varices podrán beneficiarse de esta actividad.

VId. MEJORAS CARDIOVASCULARES.

Es conocido que la aplicación de un programa de ejercicio cardiovascular con intensidad moderada (de 150 a 170 pulsaciones por minuto (ppm) - correspondiente a caminar enérgicamente o correr lento-) lidera adaptaciones cardiovasculares positivas tales como, reducción de la tensión arterial y reducción de las pulsaciones por minuto en reposo (Iwasaki et al., 2003). No resulta necesario la realización de mayores distancias ni mayores intensidad para obtener los beneficios, de la misma forma que los mismos son reversibles, por tanto, un periodo de tiempo sin la realización del ejercicio físico, implicará una pérdida de las adaptaciones (Iwasaki et al., 2003).

Específicamente el pedaleo acuático es una actividad que permite mantener intensidades que generan respuestas del sistema cardiorespiratorio que incrementarán el estado de salud (tabla 13). En este sentido ha sido propuesto recientemente una cadencia óptima de entre 75 y 90 RPM para la mejora de la aptitud cardiorespiratoria entre sujetos jóvenes sanos (Yázigi et al., 2008). Específicamente es conocido que las mejoras cardiovasculares y ventilorespiratorias son transferibles a las actividades en seco (Broman et al., 2006).

Siempre que sean mantenidos los mismos criterios de entrenamiento durante el entrenamiento con bicicleta, permitirá mantener los niveles de VO2 conseguidos (Eyestone et al., 1993, Sheldah et al., 1986). Sheldah et al. (1986) aplicaron el mismo método de entrenamiento aeróbico pedaleando en condiciones terrestres y acuáticas en hombres de 49 ± 8 años durante 12 semanas. Ambos grupos redujeron su frecuencia cardiaca al esfuerzo e incrementaron su VO2máx. No han sido reportadas diferencias entre el VO2 máximo en pedaleo acuático y en terrestres (Frangolias & Rhodes, 1996), sin embargo, sí que ha sido demostrado que el pedaleo acuático requiere de menor número de pulsaciones por minuto Frangolias & Rhodes, 1996) (tabla 13).

VIe. MEJORAS VENTILATORIAS.

La incorporación de ejercicios para los miembros superiores y ejercicios de concienciación respiratoria realizados en el medio acuático incrementa la fuerza inspiratoria y con ello la eficiencia ventilatoria (Ide et al., 2005).

El entrenamiento aeróbico realizado en piscina climatizada mejora la calidad de vida en niños asmáticos y puede implicar un medio profiláctico para evitar crisis asmáticas inducidas por el ejercicio físico. Esta situación ha sido atribuida por los beneficios del ejercicio aeróbico unido con el principio hidrodinámico de humidificación del aire (Roldán et al., 2006). En esta misma línea, las propiedades del agua permiten mejora la fuerza inspiratoria de personas de edad avanzada cuando realizan ejercicio respiratorios en el medio acuático (Ide et al., 2005).

VIf. CONSUMO ENERGÉTICO.

Es aceptado que cualquier ejercicio acuático consume más energía que su homónimo terrestre (Edlich et al., 1988), esta situación es posible por la resistencia continua que ofrece el medio acuático (Shono et al., 2001). Shono et al. (2001) describieron un mayor consumo energético mientras mujeres de edad avanzada caminaban a baja intensidad en agua que cuando realizaban el mismo esfuerzo en el medio terrestre. Es asumido que el mayor consumo energético es debido a las propiedades acuáticas que resisten el movimiento, principalmente por la mayor densidad con respecto al aire (Di Prampero, 1986; Shono et al., 2001). Aunque no exista evidencia científica que lo corrobore, parece lógico pensar que el pedaleo acuático generará un mayor consumo energético que el terrestre.

VIg. PESO CORPORAL.

Los efectos del pedaleo acuático sobre el peso corporal pueden ser muy positivos, puesto que el consumo energético es elevado, existe una mayor – implicación muscular del ejercicio con respecto a su homónimo terrestre- y los factores facilitan la actividad. Estos factores permiten prolongar una actividad efectiva en el consumo energético, y con ello, una posible reducción del peso corporal. Destacable resulta que sí son combinados 30 minutos de trabajo cardiovascular con 10 minutos de fortalecimiento en el medio acuático puede descender la grasa corporal (Takeshima et al., 2002). La aplicación de este protocolo durante 12 semanas de entrenamiento acuático integral en mujeres de 60 a 75 años, fue registrado el citado descenso de la grasa corporal unido al descenso del colesterol LDL (colesterol de baja densidad), mientras que incrementó el VO2máx y la fuerza muscular.

VIh. CELULITIS.

A nivel estético, la aplicación de bicicletas de agua puede permitir una reducción de la celulitis. El Dr. Philippe Blanchemaison está liderando trabajos en los que registra este efecto estético del pedaleo acuático. El mecanismo que daría explicación a este fenómeno sería el masaje ("masaje submarino") continuado ofrecido por el agua que unido al incremento de la irrigación por la propia actividad, podría suponer un estímulo lipoatrófico (http://www.institut-). celulite-aquagym.com/presse_anticelluliteaquagym.htm

VIi. SISTEMA NEUROMUSCULAR.

El pedaleo acuático requiere de mayores niveles de activación muscular debido a la resistencia constante ofrecida por el medio acuático. Esta situación desemboca principalmente en un mayor esfuerzo por parte de los flexores de la -rodilla (Martins et al, sin año) con respecto al pedaleo terreste- facilitando un entrenamiento compensado a nivel muscular.

Es conocido que la actividad muscular de los músculos de las piernas incrementa de forma paralela al rendimiento de potencia durante el pedaleo en el medio terrestre (MacDonald et al., 2008), por lo tanto, es lógico asumir la misma respuesta en el medio acuático. El pedaleo, sobretodo sí es interválico, puede significar un estímulo para el fortalecimiento de los grupos musculares de los miembros inferiores (Abt et al., 2007; Van Zant y Bouillon, 2007). Esta adaptación será más acentuada entre las personas con menor estatus neuromuscular.

VIj. REHABILITACIÓN.

La bicicleta ha sido ampliamente utilizada como herramienta para la rehabilitación en lesiones de los miembros inferiores, principalmente en las lesiones de rodilla, puesto que son mínimas las fuerzas que recaen sobre las estructuras articulares (Fleming et al., 1998). Es conocido que a 28-30ºC se produce una vasodilatación y una disminución de la sensibilidad de las terminaciones nerviosas, situación ideal para procesos de rehabilitación (Rodríguez y Moreno, 1998) y que, unido a la comentada reducción de fuerzas recibidas brindan una herramienta óptima para la rehabilitación.

En el medio acuático, se puede implementar alguna fase de pedaleo invertido –girando al contrario de las agujas del reloj-, situación que generará una mayor activación por parte de los músculos flexores de la rodilla, principalmente entre los 180 y 270 grados de flexión, es decir en el cuadrante III (Eisner et al., 1999).

VIk. BIENESTAR.

Los ejercicios en el medio acuático generan una agradable sensación de bienestar (Rodríguez y Moreno, 1998). La percepción de la competencia motriz, de la imagen corporal y un mayor estado de bienestar, relajación y obtención de fuerzas para aguantar las actividades diarias son incrementado gracias al pedaleo acuático (Martínez, 2007).

De forma añadida y en términos generales, debe conocerse que el ejercicio aeróbico reduce el estrés y la depresión incrementando el bienestar integral (Norris et al., 1990).

VII.
¿QUIÉN PUEDE COMENZAR A REALIZAR PEDALEO ACUÁTICO?

El pedaleo acuático debe ser entendido como un ejercicio predominantemente aeróbico que requiere de un adecuado nivel de fortalecimiento de los miembros inferiores. Aquellos practicantes que deseen comenzar o probar alguna clase de pedaleo acuático, no debería suponer ninguna complicación para su estado de salud. Sin embargo, atendiendo a la recomendación del ACSM (2008), deberá realizarse una evaluación inicial a todas aquellas personas, que clasificadas de moderado y elevado riesgo pretendan realizar ejercicio vigoroso.

En ocasiones el estado de salud del futuro practicante requiere de un diagnóstico médico. El papel del instructor será detectar estos casos y dirigirlos al médico para que pueda realizarles dicho diagnóstico. En otras situaciones, el papel del instructor será realizar un pequeño procedimiento de valoración como el procedimiento presentado a continuación.

El objetivo principal de este procedimiento de evaluación preliminar de la – salud es detectar posibles enfermedades principalmente cardiovasculares- y analizar al cliente de acuerdo con la clasificación inicial del riesgo de enfermedad (Heyward, 2008).

Es recomendado seguir una línea la actuación sencilla propuesta (Heyward, 2008):

- Completar el Physical Activity Readiness Questionnaire (cuestionario sobre actividad física, PAR-Q).
- Identificar los signos y los síntomas de las enfermedades.
- Analizar el perfil de riesgo coronario.
- Clasificar el riesgo personal de desarrollar enfermedades.

También resultaría deseable incluir un cuestionario que contemplara aspectos sobre la actividad física realizada por el evaluado, actividad laboral y su historial médico.

VIIa. PAR-Q.

El Physical Activity Readiness Questionnaire (PARQ) o cuestionario sobre actividad física, es un instrumento que puede utilizarse para obtener información para la evaluación preliminar o pre-activa (Isidro et al., 2007) de la salud de los futuros practicantes. Consiste en 7 sencillas preguntas orientadas a identificar a personas que requieran de autorización médica previa a la realización del ejercicio físico. La contestación afirmativa a una o varias de las cuestiones planteadas sugiere la realización de una consulta médica previa a la realización del ejercicio. Este cuestionario fue validado al castellano por Rodríguez (1994). Consiste en las siguientes preguntas:

1. *¿Le ha dicho alguna vez un médico que tiene una enfermedad del corazón y le ha recomendado realizar actividad física solamente con supervisión médica?*

2. *¿Nota dolor en el pecho cuando realiza alguna actividad física?*

3. *¿Ha notado dolor en el pecho en reposo durante el último mes?*

4. *¿Ha perdido la conciencia o el equilibrio después de notar sensación de mareo?*

5 *¿Tiene algún problema en los huesos o en las articulaciones que podría empeorar a causa de la actividad física que se propone realizar?*

6. *¿Le ha prescrito su médico medicación para la presión arterial o para algún problema del corazón (por ejemplo diuréticos)?*

7. *¿Está al corriente, ya sea por propia experiencia o por indicación de su médico, de cualquier otra razón que le impida hacer ejercicio sin supervisión médica?*

Consideraciones:

Sólo es aplicable a personas entre 15 y 69 años de edad.

Si está embarazada, por favor consulte a su ginecólogo.

VIIb. CRITERIOS DE ESTRATIFICACIÓN DE RIESGO DE ENFERMEDAD CARDIOVASCULAR.

A continuación (tabla 14), son presentados los síntomas y signos que sugieren la presencia de enfermedad cardiopulmonar.

Tabla 14. Principales síntomas o signos que sugieren una enfermedad cardiopulmonar (ACSM, 2008).

Principales síntomas o signos que sugieren una enfermedad cardiopulmonar.
Dolor o molestia en el pecho, en el cuello, mandíbula, brazos y otras áreas que puedan tener una naturaleza isquémica.
Disnea en reposos o tras un esfuerzo leve.
Mareos o síncopes .
Ortopnea o disnea paroxística nocturna.
Edema en el tobillo.
Palpitaciones o taquicardia.
Claudicación intermitente.
Soplo cardiaco diagnosticado.
Fatiga inusual o falta de aliento al realizar actividad normales.

Analizar el perfil de riesgo coronario.

A continuación (tabla 15), son presentados los diferentes factores de riesgo de enfermedad cardiovascular.

Tabla 15. *Factores de riesgo de enfermedad cardiovascular y los criterios diagnósticos (ACSM, 2008).*

Factores de riesgo	Definición de criterio
Edad.	Hombres > 45 años; Mujeres >55 años o con menopausia precoz sin terapia de reposición de estrógenos.
Historia familiar.	Infarto de miocardio o muerte súbita anterior a los 55 años en cualquier familiar masculino de primer grado; Infarto de miocardio o muerte súbita anterior a los 65 años en cualquier familiar femenina de primer grado.
Hábito fumador.	Fumador habitual de cigarrillos ó que ya no tenga el hábito menos de 6 meses.
Hipertensión.	≥140mmHg de tensión arterial sistólica y ≥90mmHg de tensión arterial diastólica, confirmada en dos mediciones repetidas en diferentes días; o utilización de fármacos antihipertensivos.
Dislipemia.	Colesterol total en sangre > 200 mg/dL LDL > 130 mg/dL HDL<40 mg/dL
Tolerancia a la glucosa perjudicada.	>100 mg/dL
Obesidad.	Índice de masa corporal ≥ 30 Kg/m2. Perímetro de cintura >102 cm en hombres y > 88 cm en mujeres. Ratio cintura/cadera ≥0.95 cm en hombres y ≥0.86 cm en mujeres
Estilo de vida sedentario.	< de 30 minutos de actividad física realizada todos los días de la semana

Clasificar el riesgo personal de desarrollar enfermedades.

Tras el procedimiento anterior, el futuro practicante puede englobarse en alguna de las siguientes categorías (tabla 16) que muestra una clasificación del riesgo personal de desarrollar enfermedades.

Tabla 16. *Criterios de estratificación de riesgo para la salud según el Colegio de Medicina del Deporte Americano (ACSM, 2008).*

Criterios de estratificación de riesgo (ACSM, 2008).	
Bajo riesgo o aparentemente sanos.	Personas jóvenes que son asintomáticas y no presentan más de un factor de riesgo cardiovascular.
Riesgo moderado.	Personas de edad avanzadas (varones ≥ 45 años de edad y mujeres ≥ 55 años de edad o personas que conozcan la presencia de dos factores de riesgo cardiovascular.
Riesgo elevado (enfermedad conocida).	Personas con uno o más signos o síntomas de riesgo de enfermedad cardiovascular o síntomas de enfermedad diagnosticada.

Una vez clasificado el riesgo de padecer enfermedades y conocido el tipo de ejercicio que se desea comenzar a realizar el ACSM (2008) ha establecido unos criterios sobre la necesidad de realizar examen médico previo (tabla 17).

Tabla 17. *Necesidad de valoración médica en función del perfil del futuro practicante.*

CLASIFICA-CIÓN DEL RIESGO DE PADECER ENFERME-DADES.	Examen médico y prueba de ejercicio recomendada previa a la participación de la actividad		Recomendación de supervisión médica durante la prueba de ejercicio (un médico disponible en caso de emergencia)	
	Ejercicio moderado (40-60% VO2máx)	Ejercicio intenso (>60% VO2máx)	Ejercicio moderado (40-60% VO2máx)	Ejercicio intenso (>60% VO2máx)
Bajo riesgo o aparentemente sanos.	No es necesario	No es necesaria	No es necesario	No es necesaria
Riesgo moderado	No es necesario	Recomendable	No es necesario	Recomendable
Riesgo elevado (enfermedad conocida)	Recomendable	Recomendable	Recomendable	Recomendable

VIIc. PRUEBA DE ESFUERZO SUB-MÁXIMA.

Una vez conocida la situación de salud del futuro practicante se le podrán realizar pruebas clínicas específicas par a completar la evaluación de la salud (tabla 18), o simplemente realizar una prueba de aptitud cardiovascular (Heyward, 2008).

Tabla 18. *Principales pruebas clínicas a realizar por un médico para una evaluación completa de la salud (Heyward, 2008).*

COMPONENTE	OBJETIVO
Examen físico.	Detectar signos y síntomas de enfermedad.
Perfil bioquímico en sangre.	Determinar si el futuro practicante posee valores normales en pruebas sanguíneas específicas.
Evaluación de la presión arterial.	Determinar posible hipertensión.
ECG de 12 derivaciones.	Evaluar la función cardiaca y detectar anomalías cardíacas que contraindiquen el ejercicio.
Prueba de esfuerzo progresiva.	Evaluar la capacidad funcional aeróbica y detectar anomalías asociadas con el esfuerzo del ejercicio.
Otras pruebas de laboratorio (p. ej. Angiografías, ecocardiogramas, estudios pulmonares etc).	Llevar a cabo una evaluación más profunda del estado de salud del futuro practicante, en articular aquellos que sufren enfermedad diagnosticada.

ECG: electrocardiograma.

No obstante, existen ciertas pruebas para la evaluación de la aptitud cardiorrespiratoria sub-máxima que permitirá la obtención de datos como el VO2 máx o recuperación de las pulsaciones post-esfuerzo que proporcionará información próxima al estado funcional del sistema cardiorespiratorio (tabla 19).

Tabla 19. *Criterios básicos para la realización de una prueba de esfuerzo progresiva según Heyward (2008).*

Procedimientos para la realización de una prueba de esfuerzo progresiva (Heyward, 2008).
- Medir la frecuencia cardiaca y la presión arterial en reposo y en la postura del ejercicio.   - Comenzar la prueba con un calentamiento progresivo de 2-3 minutos.   - Durante la prueba establecer periodos regulares para registrar frecuencia cardiaca, tensión arterial y percepción de esfuerzo, los síntomas de la persona evaluada.   - Finalizar la prueba si existen criterios para la suspensión de la prueba.   - Realizar una fase de enfriamiento progresivo, registrando de igual forma, los parámetros de frecuencia cardiaca, tensión arterial y percepción de esfuerzo.

El objetivo del presente manual no es la realización de evaluaciones específicas, por lo tanto, a continuación (tabla 20) serán citadas las valoraciones sub-máximas seleccionadas instando al lector a la lectura de los textos originales de los test para la descripción detallada de cada una de las pruebas:

Tabla 20. *Relación entre diferentes test cardiovasculares sub-máximos y la población a la que está dirigido.*

TEST	POBLACIÓN OBJETIVO
Índice cardiaco de Ruffier.	Personas sedentarias, muy desacondicionadas o ancianos.
El Step-test de Harvard.	Personas sedentarias, muy desacondicionadas o ancianos.
Test de Rockport o test de la caminata.	Población en general.
Test de Cooper.	Población activa, deportistas recreacionales.
Prueba de esfuerzo submáxima en cicloergómetro de YMCA (específica bicicleta).	Población en general.
Prueba de esfuerzo submáxima en cicloergómetro de Swain (específica bicicleta).	Población en general.
Prueba de esfuerzo submáxima en cicloergómetro de Astrand-Ryhming (específica bicicleta).	Población en general.

El test más específico para la actividad del pedaleo es la prueba en cicloergómetro, a continuación (tabla 21) se presenta los procedimientos básicos para la realización de una prueba de esfuerzo sub-máxima con el cicloergómetro.

Tabla 21. *Criterios básicos para el desarrollo de una prueba de esfuerzo sub-maxima en cicloergómetro según el ACSM (2005).*

Procedimientos para la realización de una prueba de esfuerzo sub-máxima en cicloergómetro (ACSM, 2005).
- La prueba comenzará con un calentamiento de 2-3 minutos.
- El protocolo específico consiste en estadios de 3 minutos con un incremento apropiado en la intensidad de trabajo.
- La persona evaluada deber sentarse adecuadamente.
- Será monitorizado la frecuencia cardiaca, dos veces por estadio.
- La tensión arterial, percepción de esfuerzo y síntomas durante la prueba serán monitorizadas al final de cada estadio.
- La prueba finaliza cuando el individuo alcanza el 85% de la frecuencia cardiaca máxima teórica (70% de la frecuencia cardiaca de reserva), cuando no consigue ceñirse al protocolo de valoración, ante la aparición de signos para el cese de la prueba.
- Finalizar la prueba con una fase de enfriamiento consistente en un pedaleo continuo con una intensidad de trabajo equivalente, o menor, a la del primer estadio del protocolo de la prueba de esfuerzo.
- Monitorizar frecuencia cardiaca, tensión arterial, signos y percepción de esfuerzo de la persona evaluada por lo menos durante los 4 minutos posteriores a la prueba .

Por último, es aportada la tabla 22, en la que queda registrada la aptitud cardiovascular en función del género y la edad de la persona valorada.

Tabla 22. *Estado de la aptitud cardiovascular valorada mediante consumo de oxígeno relativo- en función del género y la edad según The physical fitness specialist manual (2005) The Cooper institute for aerobics fresearch, Dallas, TX tomado de Heyward (2008).*

Clasificación de la aptitud cardiorrespiratoria: VO2máx (mL·kg-1·min-1)					
Edad (años)	Escasa	Regular	Buena	Excelente	Superior
MUJERES					
20-29	≤35	36-39	40-43	44-49	≥50
30-39	≤33	34-36	37-40	41-45	≥46
40-49	≤31	32-34	35-38	39-44	≥45
50-59	≤24	25-28	29-30	31-34	≥35
60-69	≤25	26-28	29-31	32-35	≥36
70-79	≤23	24-26	27-29	30-35	≥36
HOMBRES					
20-29	≤41	42-45	46-50	51-55	≥56
30-39	≤40	41-43	44-47	48-53	≥54
40-49	≤37	38-41	42-45	46-52	≥53
50-59	≤34	35-37	38-42	43-49	≥50
60-69	≤30	31-34	35-38	39-45	≥46
70-79	≤27	28-30	31-35	36-41	≥42

El procedimiento presentado anteriormente favorece un proceso de detección de posibles contraindicaciones de ejercicio o adaptaciones del mismo en función del estado de salud presentado por el evaluado. Aunque la recomendación o contraindicación del ejercicios físico (sea cual sea) estará determinada por el diagnóstico médico, a continuación (tabla 23), se aportan las contraindicaciones absolutas y relativas para la práctica del ejercicio físico tras una evaluación de la salud.

Tabla 23. *Contraindicaciones absolutas y relativas para la evaluación del ejercicio (Gibbons et al., 2002).*

Contraindicaciones absolutas	Contraindicaciones relativas
1. Infarto agudo de mIocardio (2 días antes).	1. Estenosis de la arteria coronaria izquierda principal.
2. Angina inestable.	2. Valvulopatía estenótica moderada.
3. Arritmias cardíacas no controladas que provocan síntomas o compromiso hemodinámico.	3. Anomalías electrolíticas documentadas.
4. Insuficiencia cardíaca sintomática no controlada.	4. Hipertensióna arterial grave.
5. Disección aórtica aguda.	5. Taquicardias o bradicardias.
6. Sospecha o documentación de aneurisma disecante.	6. Miocardiopatía hipertrófica y otras formas de obstrucción del flujo de salida.
7. Miocarditis o pericarditis aguda.	7. Bloqueo auriculoventricular del alto grado.
8. Embolia pulmonar o infarto pulmonar agudo.	8. Trastorno físico o mental que impide la realización adecuada del ejercicio.

Una vez realizados estos pasos, si no existe ninguna contraindicación absoluta determinada médicamente se podrá ingresar progresivamente a un programa de ciclismo acuático.

VIII.
REGULACIONES DE LA BICICLETA.

El ejercicio físico, como si de un fármaco se tratara, debe aplicarse una cierta cantidad eficaz y segura (dosis) en un formato adecuado. El formato en la actividad física implica una correcta ejecución del ejercicio con el fin de minimizar riesgos de lesión sobre el aparato locomotor (Chulvi et al., 2009b).

En la actividad que nos incumbe, deberá prestarse atención a las regulaciones de la bicicleta y al pedaleo.

Las bicicletas acuáticas, al igual que las terrestres, disponen de regulaciones necesarias para adaptarse al de usuario. La correcta regulación de la bicicleta, no sólo mejorará la eficacia, y con ello, el rendimiento (Too, 1990; de Very Mestdagh, 1998), sino que además reducirá el riesgo de lesión (de Very Mestdagh, 1998).

La combinación de un adecuado diseño y planificación del programa de entrenamiento saludable, unido a una correcta técnica de pedalada y una correcta regulación de las bicicleta evitará lesiones habituales en el ciclismo como son tendinitis patelar, síndrome de la banda iliotibial, dolor de cadera, síndrome de estrés tibial, fractura por estrés, síndrome compartimental, calambres en los pies, metatarsalgia entre otras (Wanich et al., 2007).

Por su comodidad, es recomendable realizar todas las regulaciones antes de entrar la bicicleta al agua, siempre que sea posible.

Las regulaciones disponibles quedan descritas a continuación:

VIIIa. ALTURA DE LA BICICLETA.

El modelo estándar de bicicleta, está diseñado para piscinas de profundidades comprendidas entre 110 y 140 cm (imagen 15). La regulación del sillín permite a la práctica de usuarios con alturas comprendidas entre 1.50 m hasta 1.90 m.

Aunque no existen datos al respecto, parece adecuado que el cuerpo del usuario, deba estar parcialmente sumergido entendiéndose que el nivel ideal del agua debe quedar entre la cintura y el pecho del usuario. Observaciones empíricas sugieren que este margen es el que permite un uso correcto y confortable.

En caso de usuarios con problemas de espalda, es conveniente que la bicicleta este a más profundidad, para que su cuerpo tenga mayor tendencia a flotar y con ello, reducir presiones compresivas sobre la columna vertebral.

La inmersión de la bicicleta debe evitar que las rodillas del usuario sobresalgan del agua, con el fin de aprovechar al máximo la resistencia que nos ofrece el medio acuático.

Imagen 15. Inmersión de la bicicleta y del practicante para un adecuado pedaleo sub-acuático.

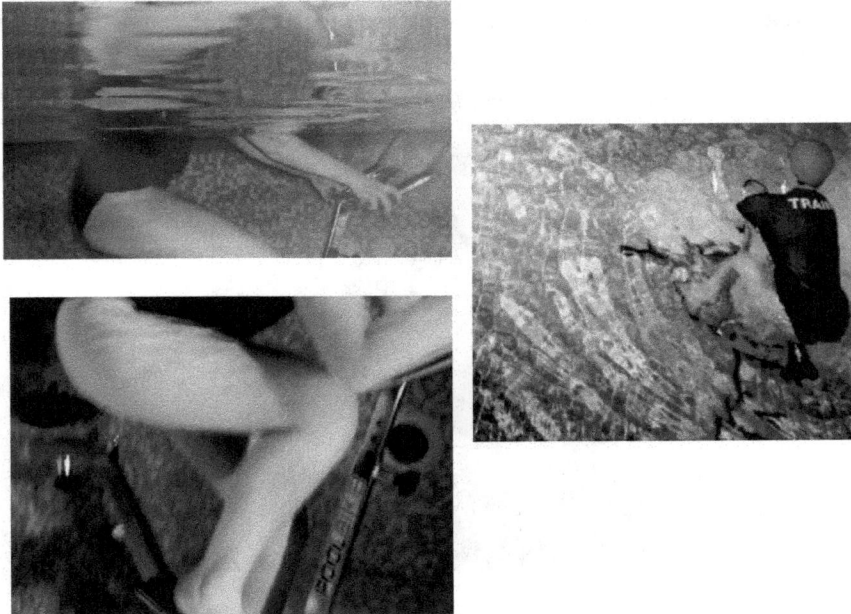

VIIb. ALTURA DEL MANILLAR.

El manillar es regulable en altura, para adaptarse a cada usuario. La altura idónea será relativa a la altura del usuario. La posición adecuada del manillar debe permitir que los brazos se encuentren con una ligera flexión en su posición media.

Esta regulación debe favorecer una posición en la que la espalda del usuario no esté forzada hacia delante ni hacia abajo, es decir, que evite la tendencia cifosante.

VIIIc. ALTURA Y DESPLAZAMIENTO DEL SILLÍN.

El sillín dispone de regulación de altura compensada a la distancia del manillar. A la vez, también es posible adelantar y retrasar el sillín a gusto del usuario, de esta forma podemos corregir el ángulo entre sillín y pedalier.

El factor más importante en lo que refiere a la regulación de sillín, es la altura del mismo, la cual debe permitir que la rodilla se quede con un 25-35 grados de flexión, con el fin de optimizar el rendimiento y reducir las lesiones (Peveler, 2005, 2008).

VIIId. ORIENTACIÓN DE LA BICICLETA.

La orientación de la bicicleta debe estar direccionada al instructor/a. Dicha ubicación debe favorecer el mantenimiento de la postura correcta (imagen 16) durante la sesión.

Imagen 16. Postura adecuada encima de la bicicleta.

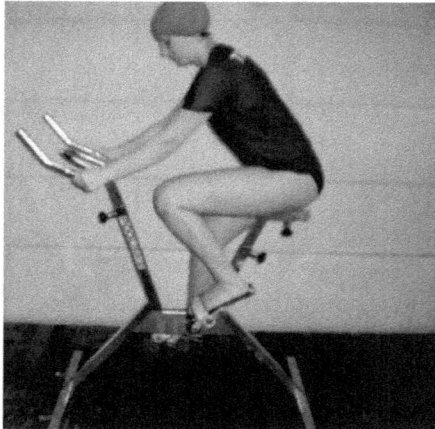

IX.
CONSIDERACIONES SOBRE EL PEDALEO ACUÁTICO.

IXa. POSICIONES INCORRECTAS.

Cualquier mala regulación o mala ejecución técnica (imagen 17) del pedaleo puede implicar a corto-medio-largo plazo repercusiones negativas (tabla 24).

Imagen 17. *Diferentes posturas comunes inadecuadas para el pedaleo. A) Excesiva flexión de la cadera con rectificación de la columna lumbar; B) Excesiva flexión de la columna vertebral en general; C)*

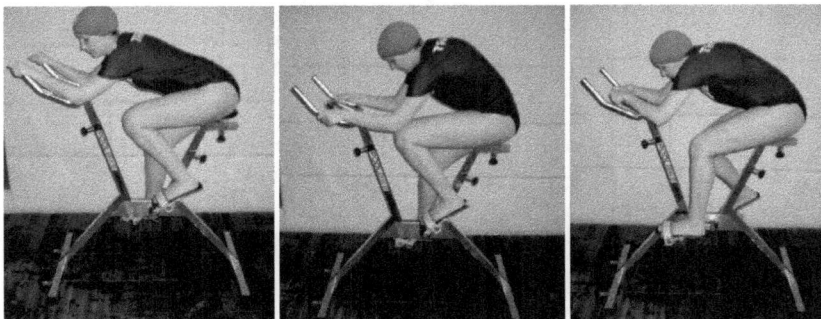

Tabla 24. *Posibles repercusiones ante regulaciones no adecuadas (Heredia y col., 2004).*

Elemento técnico	Repercusiones
Sillín bajo o adelantado.	Incremento presión sobre la rótula. Debilidad del vasto interno. Desgaste del cartílago femoro-rotuliano. Meniscopatia-tendinopatías. Lumbalgias. Dorsalgias. Cervicalgias. Ángulos Q aumentado.
Sillín demasiado inclinado.	Dolores y agujetas sobre la zona isquiática.
Sillín demasiado horizontal.	Neuropatía de nervios pudendos.
Sillín atrasado.	Posible rectificación columna lumbar. Lumbalgias.
Sillín demasiado o retrasado.	Hipercifosis lumbar.

Imagen 18*. Regulación del sillín excesivamente bajo. Situación que desemboca una mayor flexión de cadera y de rodilla.*

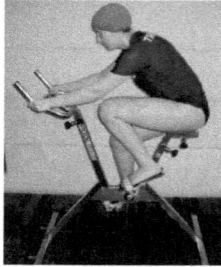

Imagen 19*. Colocación del sillín excesivamente alto. Invitando a una mayor flexión de la columna (principalmente a nivel torácico) incrementando la postura cifosante a la vez que requiere de una hiperextensión de la articulación de la rodilla.*

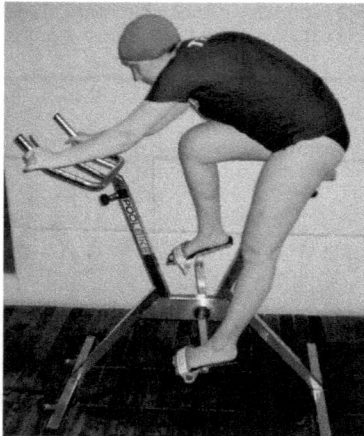

Imagen 20*. Sillín excesivamente retrasado.*

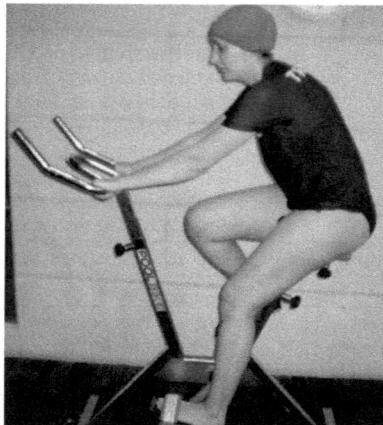

Una consideración a tener presente es evitar pedalear de punta, siendo el talón quien debe liderar el esfuerzo durante la pedalada con el fin de evitar molestias y futuras lesiones en los huesos tarsianos . Estas lesiones tendrían el origen en las cargas recibidas en tan pequeña área de superficie.

Por último, debe ser advertido que durante el pedaleo algunas de las posiciones inadecuadas podrían combinarse, incrementando el riesgo de lesión durante la actividad.

Imagen 21. Combinación de sillín excesivamente retrasado y excesivamente bajo.

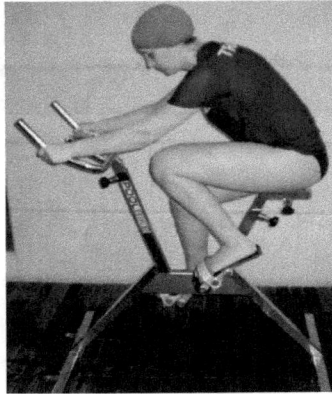

Imagen 22. Sillín excesivamente elevado y retrasado.

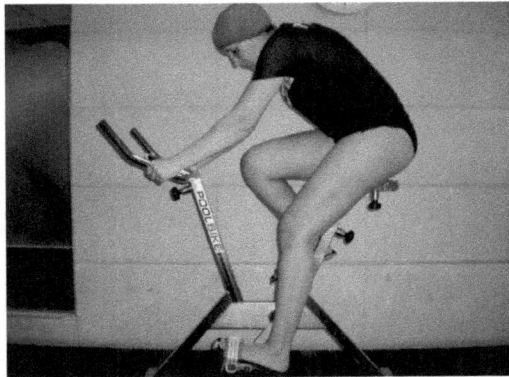

Imagen 23. Sillín excesivamente adelantado y bajo.

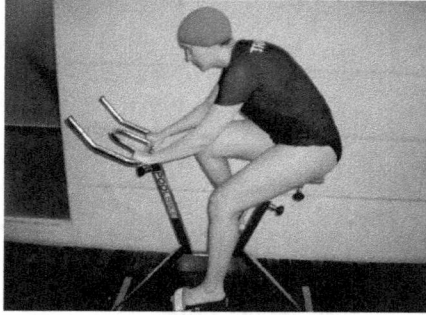

X.
FUNCIONES DEL TÉCNICO.

La principal labor del técnico será velar por la eficacia y seguridad de las sesiones. Para ello, deberá planificar las sesiones que realice, atendiendo a posibles perfiles generales de condición física y gustos musicales de los practicantes. Además del proceso de diseño y planificación de las sesiones, el técnico controlará la ejecución de los ejercicios durante la sesión.

La correcta hidratación juega un papel muy importante en la prevención de lesiones durante el pedaleo (Chulvi et al., 2008), por ello, el técnico debe incentivar a la correcta hidratación durante la sesión puesto que pese a la condición de inmersión en el agua la hidratación resulta necesaria durante el ejercicio físico, aun cuando la sesión resulte menos duradera que una sesión de ciclismo indoor.

Una segunda tarea importante del técnico, alude al rol que debe cubrir como motivador. En este punto debe ser reseñado que la motivación no debe provenir únicamente para el esfuerzo físico, sino que también debe ser añadido un componente facilitador de disfrute el cual está ampliamente expresado por la inmersión en el medio acuático.

En este apartado resulta necesario citar el concepto de umbral mínimo de adaptación para el disfrute. Este concepto favorece la adhesión a los programas de ejercicio físico e implica la necesidad de todas las personas que entrenan de superar una capacidad mínima a partir de la cual podrán obtener sensación de disfrute asociada a la práctica física (Bañuelos, 1996).

Durante la sesión el técnico tiene varias posibilidades de posición:

a) Dentro del agua en círculo con los usuarios alrededor.

b) Fuera del agua. Esta ubicación resulta muy interesante para el control visual de la ejecución de la sesión, no obstante, no debe abusarse mucho puesto que exige que los practicantes miren en exceso hacia arriba pudiendo causar problemas en la región cervical desembocadas por una hiperextensión (Zani, 1998) mantenida con para poder establecer contacto visual con el instructor.

c) Pedaleando con los practicantes (principalmente cuando son pocos en la actividad).

Las tres opciones funcionan bien, cada técnico decide donde se siente más cómodo para realizar la sesión.

XI.

OPCIONES DE ENTRENAMIENTO

Tal y como ha sido comentado anteriormente, manteniendo los criterios básicos para el desarrollo de la aptitud cardiorespiratoria, los efectos del entrenamiento con bicicleta acuática serán los mismos que con el entrenamiento terrestre.

XIa. ENTRENAMIENTO CONTINUO-VARIADO.

Principalmente las sesiones de entrenamiento utilizando el pedaleo acuático tendrán un carácter continuado alternando algunos incrementos de intensidad durante la sesión.

Sobre este tipo de entrenamiento es conocido que, sí durante la actividad continuada se varía la intensidad no se añaden efectos metabólicos que sí la intensidad es mantenida estable durante la sesión (Kang et al., 2005).

Sin embargo, los cambios de intensidad requieren de un mayor VO2 post-sesión, posiblemente por una elevada concentración de lactato en el plasma (˜ 7 mmol·L), desencadenado por los cambios de intensidad. Por esta razón está asociado a mayor gasto energético, no obstante no genera un incremento en la percepción del esfuerzo (Kang et al., 2005).

Recientemente ha surgido una gran interés por el entrenamiento interválico y continuo-variable. Sin embargo, debe ser advertido, que pese a la existencia de una tendencia que muestra que pueden obtener los mismo resultados sobre la capacidad oxidativa muscular y la mejora sobre el perfil lipídico muy similar a las obtenidas con medios continuos tradicionales, se requiere de mucha más investigación para establecer guías adecuadas (Gibala y McGee, 2008). Estos mismos autores advierten en su revisión que la mayoría de estudios llevados a cabo con entrenamiento interválicos involucran a jóvenes sanos, por lo tanto, no conocemos las respuestas de este tipo de esfuerzo sobre otro tipo de poblaciones.

La utilización de un esfuerzo variable debería estar caracterizado por una relación esfuerzo descanso 1:1 o 1:2 -1 minuto de entrenamiento: 1 o 2 minutos de recuperación (Francis et al., 1999).

Uno de los aspectos más pretendidos en la actualidad entre los practicantes de ejercicio físico y fitness es el control del peso corporal. Por ello, el conocimiento del consumo de calorías resulta un dato muy importante. En este sentido debe ciclismo existe un relación en "U" entre la ser conocido que en la actividad del cadencia de pedalada y el gasto calórico (Seabury et al., 1977). Por lo tanto, mayores cadencias no desembocarán necesariamente en un mayor consumo calórico (Francis et al., 1999). Estos datos están en línea con los conocimientos fisiológicos que abogan por la utilización de ejercicios continuados y extensivos de moderada-baja intensidad para favorecer una mayor oxidación de las grasas (Coyle, 1997; Venables y Jeukendrup, 2008).

Específicamente, Francis et al. (1999) estudiaron una sesión estándar de 39 minutos de esfuerzo en 14 sujetos sanos y activos con edades comprendidas entre 18 y 48 años. Sus registros mostraron un consumo calórico medio para los hombres de 527 ± 105 Kcal y de 346 ± 17 para las mujeres. Resultados muy similares a los registrados por Fasetti et al., (sin año) quiénes tras una sesión de 40 minutos registran un consumo calórico de 7.2 a 13.6 Kcal / min, y por tanto un consumo total de 475 Kcal. aproximadamente por sesión.

Son escasos los estudios que abordan el ciclismo acuático, y los resultados de los mismos han sido desarrollados en anteriores apartados. Pese a la similitud con respecto l ciclismo indoor ó spinning el diseño de la sesión debe ser significativamente diferente tal y como ha sido citado anteriormente.

Varios autores han tildado el ciclismo indoor terrestre como una actividad intensa que requiere de una condición física elevada (Gómez y Ruíz, 2007; Caria et al., 2007; Battista et al., 2008). En este sentido, Caria et al. (2007) encontraron que aproximadamente durante el 25% de la sesión estándar estudiada los sujetos se colocaban por encima del umbral de ventilación. Battista et al. (2008) estudian una sesión estándar entre mujeres jóvenes y entrenadas, obteniendo registros muy variables sobre el rendimiento cardiovascular.

Muchos son los programas de entrenamiento para el desarrollo de la capacidad aeróbica entre deportistas. Sin embargo, este tema es demasiado extenso y excede el objetivo de la presente obra, por ello, a continuación se realiza una sugerencia adecuada de la realizada por Swain (2006) que nos parece muy acertada. No obstante, recomendamos al lector interesado las lecturas más específicas sobre métodos de entrenamiento como son las desarrolladas por Navarro (1998), Shephard y Astrand (2000), García et al., (2006).

XIb. APLICACIÓN DE INTERVALOS (Swain, 2006):

Realizar un calentamiento de 20 minutos pedaleando progresivamente hasta el 70% de HRR, a continuación se realizará de 4 a 5 intervalos de esfuerzo de 5 minutos a una intensidad que permita finalizar el intervalo con unas pulsaciones entre el 90 y el 100% del HRR (imagen 24). A los intervalos de esfuerzo el siguiente periodos del mismo tiempo de recuperación que permitan afrontar con éxito el siguiente esfuerzo (sugerido 30-40%HRR).

Imagen 24. Control de las pulsaciones durante un entrenamiento aplicando intervalos.

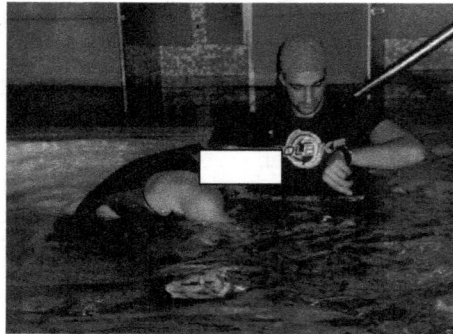

Pese a tratarse de un entrenamiento para expertos, Swain (2006) reco-mienda no superar las 6 semanas con este tipo de entrenamiento (tabla 25).

Tabla 25. Características del entrenamiento aplicando intervalos.

	20 minutos (progresivos hasta 70% HRR)
4- 6 semanas	4-6 x[5 min (90-100 %HRR) → 5 min (30-40%HRR)]
	10 minutos (30-40% HRR)

XIc. ALTO RENDIMIENTO.

Recordamos que los efectos del entrenamiento con bicicleta terrestre con respecto a la bicicleta acuática son muy similares, así pues, se podría aplicar estrategias de entrenamiento del campo del rendimiento en el medio acuático (imagen 25).

Imagen 25. Resulta muy importante la comunicación entrenador atleta, para poder ajustar la carga de entrenamiento basado en las pulsaciones de entrenamiento.

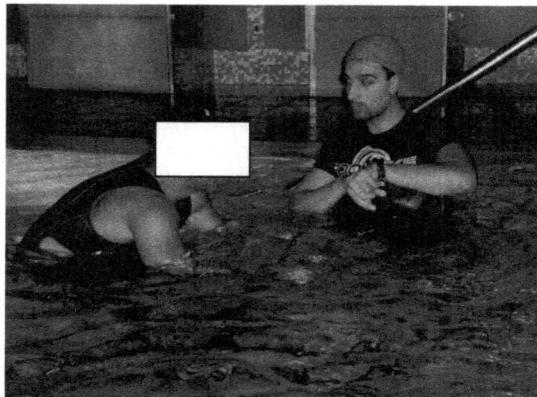

XId. RECUPERACIÓN ACTIVA.

Un beneficio que debe ser tomado en cuenta es la posibilidad de favorecer los procesos de recuperación tras el ejercicio (Peiffer et al., 2008), posiblemente por la mayor velocidad de aclarado del lactato (Di Masi et al., 2007).

Por lo tanto, podría servir como herramienta facilitadora de la recuperación post-esfuerzo, siempre y cuando la cadencia del pedaleo sea baja-moderada.

XIe. SESIONES INTEGRALES.

No debe ser olvidado que, el pedaleo acuático es una herramienta de entrenamiento que principalmente estresa el sistema cardiovascular, y que por tanto, será en este sistema biológico donde acontezcan las adaptaciones saludables. Sin embargo, no debemos ser restrictivos y debemos fomentar el desarrollo de actividades integrales que realicen de forma combinada actividades aeróbicas, junto a actividades de fortalecimiento y de flexibilidad. Estas combinaciones han demostrado ser muy efectivas sobre la salud de sus practicantes.

La combinación de esfuerzos aéróbicos con los de tonificación lideran un incremento en la tolerancia al ejercicio, incremento de la fuerza muscular, mejora el perfil lipídico y la composición corporal de forma muy similar a las mismas registradas con actividades en seco en personas con enfermedad arterial coronaria (Volaklis et al., 2007).

La importancia de la faja lumboabdominal.

Es conocida que la fatiga de la faja lumbo-abdominal puede incrementar el riesgo de lesión en el pedaleo, en actividades prolongadas, principalmente por una mala alineación de los miembros inferiores (Abt et al., 2007). Por lo tanto, estará recomendado la realización de un fortalecimiento específico para la faja lumbo-abdominal, con un objetivo principalmente estabilizador utilizando principalmente ejercicios calisténicos de estabilización global (figura 6).

Figura 6. *Ejemplo de diversos ejercicios de estabilización global con ejercicios calisténicos. Imagen 1, ejercicio de Bird Dog, Imagen 2, ejercicios de supermán. Imagen 3, ejercicios de puente lateral. Imagen 4, ejercicio de curl-up modificado. Imagen 5, ejercicio de puente supino.*

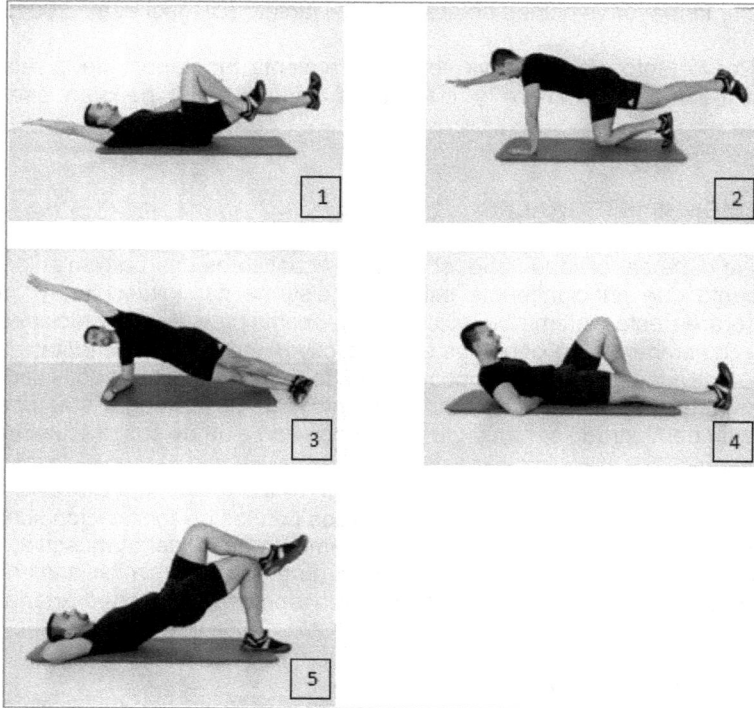

XII.
CONSIDERACIONES FINALES

XIIa. SATISFACCIÓN DEL USUARIO CON LA ACTIVIDAD.

Como cualquier otro servicio deportivo, la sesión de ciclismo acuático puede estar sometido a evaluación para conocer su adecuación a los practicantes y para la instalación que oferta dicha actividad. Para ello, resulta interesante la utilización de cuestionarios. Específicamente es conocido el cuestionario presentado por Sanz et al. (2005) para evaluar la satisfacción del usuario de spinning. Este cuestionario está compuesto por 30 ítems englobados en 6 áreas: evaluación, sala, monitor, organización, bicis y otros.

Puesto que se trata de una actividad muy similar al ciclismo indoor, ha sido tomado el mismo cuestionario, con el fin de determinar el nivel de satisfacción de los usuarios.

Instrucciones. A continuación va a encontrar una serie de afirmaciones acerca de la práctica del ciclismo acuático. Usted debe expresar su agrado de acuerdo con las mismas. Así, marque con un círculo el número 1 si está muy de acuerdo (MA) y el 5 si está muy en desacuerdo (MD), utilizando los números intermedios de manera adecuada. No deje ninguna cuestión sin contestar. Muchas gracias por su colaboración.

		MA				MD
1	Con esta actividad obtengo los resultados que esperaba.	1	2	3	4	5
2	Estoy informado sobre los beneficios de esta actividad.					
3	Me gusta el horario en que se desarrolla la actividad.					
4	Las bicicletas están bien cuidadas.					
5	Del profesor es respetuoso con el horario.					
6	Estoy satisfecho/a con la relación calidad/precio de la actividad.					
7	La sala tiene una temperatura adecuada.					
8	Las bicicletas funcionan bien.					
9	La sala está bien ventilada durante la actividad.					
10	Considero que el volumen de la música es idóneo.					
11	Las sesiones me resultan monótonas.					
12	La intensidad de las sesiones es adecuada.					
13	Estoy contento/a con el trato recibido por el monitor.					
14	Me gusta la distribución de las bicicletas en la sala.					
15	La sala me resulta acogedora.					
16	Existen varios aspectos mejorables en esta actividad.					
17	La duración de las clases me parece adecuada.					
18	El tipo de música utilizado me resulta apropiado					
19	Considero que el grado de implicación del monitor es bueno.					
20	Estoy contento/a con el número de horas semanales dedicadas a la actividad.					
21	Practicar esta actividad me ayuda a relajarme.					
22	Al desarrollar la práctica, el monitor tiene en cuenta las diferencias individuales.					
23	Me divierto mucho practicando esta actividad.					
24	Las bicicletas me resultan cómodas.					
25	La relación con los compañeros es agradable.					
26	Considero que el monitor anima adecuadamente al grupo.					
27	La sala siempre está limpia antes de su utilización.					
28	Alguna vez he pensado abandonar esta actividad.					
29	Las bicicletas siempre están siempre están limpias antes de su utilización.					
30	A veces termino las sesiones con dolor de cabeza.					

A continuación y para terminar, valore su grado de satisfacción general con esta actividad en la siguiente escala (redondee el valor que crea más apropiado)

Muy baja								Muy alta		
0	1	2	3	4	5	6	7	8	9	10

MUCHAS GRACIAS

XIIb. MANTENIMIENTO DE LAS BICICLETAS

La inmersión en el agua de las bicicletas y el uso de las mismas puede deteriorar las bicicletas llegando a reducir su utilidad. Para ello, al igual que cualquier instrumento, requiere de unas pautas de mantenimiento que permitirá alargar la vida útil de las bicicletas de la misma forma que incrementar la satisfacción de los usuarios.

A continuación han sido recogidas las indicaciones que presentan Poolbike, constructor de bicicletas acuáticas:

- Diario.

Cada vez que se extraigan las bicicletas de la piscina hay que dejar los cierres sin apretar, en caso de quedar apretados al secarse el agua de su interior provocaría un endurecimiento del cierre dificultando su posterior afloje para cambiar posición del manillar o sillín.

- Semanal.

- Lavado semanal de las bicicletas con producto no agresivo y agua dulce.
- Revisión de tornillos, en especial pedales y bielas.
- Comprobar silenblocs de apoyo al suelo.
- Comprobar que no falte ningún tapón de plástico negro de protección.
- Comprobar los sillines, que no estén fisurados.

XIII.
CONCLUSIONES

Para finalizar nos gustaría realizar una breve síntesis de la información expuesta durante el desarrollo del libro.

1. Existe una evidente necesidad de realizar ejercicio físico entren toda la población, siendo más susceptible de realizarla aquel sector población de edad avanzada, sedentario o con alguna patología hipocinética diagnosticada (diabetes tipo II, hipertensión, obesidad, síndrome metabólico, osteoporosis y sarcopenia principalmente).

2. El ejercicio aeróbico (sistema cardiovascular) ha sido ampliamente aceptado para incrementar los estados de salud, tanto de personas sanas como personas con alguna patología diagnostica que no presente contraindicaciones con el ejercicio.

3. El medio acuático es una herramienta de entrenamiento saludable eficaz y segura.

4. La bicicleta es un dispositivo de entrenamiento orientado principalmente al desarrollo del estatus cardiovascular.

5. La bicicleta acuática permite la realización de un ejercicio aeróbico, principalmente continuo-variable. Aunque se puede beneficiar todo el mundo y pueden ser múltiples los objetivos pretendidos, los principales sectores que se beneficiarán son las personas de edad avanzada, las personas preocupadas por su salud y las personas con patologías diagnosticadas que no presente contraindicación con el ejercicio.

6. La música servirá de acompañamiento a la sesión puesto que resulta muy complicado mantener cadencias regulares en el pedaleo acuático.

7. Aunque la integración en el grupo de entrenamiento sea progresiva sería recomendado que todos los futuros participantes realizarán una valoración previa.

8. Resulta muy importante la adecuada colocación tanto de la bicicleta dentro de la piscina como del usuario sobre la bicicleta.

9. El pedaleo acuático no debe ser considerado el único ejercicio, estando recomendado la utilización de otros medios para el desarrollo de la aptitud cardiovascular (correr, patinar, remar etc.) de la misma forma que la realización de ejercicios de fortalecimiento y flexibilidad para los principales grupos musculares.

10. Realizar un mantenimiento regular de las bicicletas permitirá un incremento de la vida útil de las mismas.

XIV.
REFERENCIAS BIBLIOGRÁFICAS

- Abt JP, Smoliga JM, Brick MJ, Jolly JT, Lephart SM & Fu FH. Relationship between cycling mechanics and core stability. J Strength Cond Res 2007; 21 (4): 1300-1304.
- Aquatic Exercise Association (AEA). 2008 standards and guideliness for aquatic fitness programming. Disponible en: *http://www.aeawave.com/Portals/2/PDF/2008Standards.pdf*
- Atkinson K . Hidroterapia en ortopedia (pág 307-348). En Atkinson K, Coutts F, Hassenkamp AM. Fisioterapia en ortorpedia. Madrid: Elsevier; 2007.
- Ay A & Yurtkuran M. Evaluation of hormonal response and ultrasonic changes in the heel bone by aquatic exercise in sedentary postmenopausal women. Am J Phys Med Rehabil 2003; 82:942-942.
- Aznar S & Webster T. Actividad física y salud. Pasado, presente y futuro. (pag 36-43).En López J y López LM. Fisiología clínica del ejercicio. Madrid: Panamericana; 2008.
- Battista RA, Foster C, Andrew J, Wright G, Lucia A & Porcari JP. Physiologic responses during indoor cycling. J Strength Cond Res 2008; 22: 1236-1241.
- Benelli P, Ditroilo M & de Vito G. Physiological responses to fitness activities: a comparison between land-based and water aerobics exercise. J Strength Cond Res 2004; 18 (4):719-722.
- Broman G, Quintana M, Lindberg T, Jansson E & Kaijser L. High intensity deep water training can improve aerobic power in elderly women. European Journal of Applied Physiology 2006; 98, 117-123.
- Caria MA, Tangianu F, Concu A, Crisafulli A & Mameli O. Quantification of spinning bike performance during a standerd 50-min class. J Sportsa Sci 2007; 25:421-429.
- Caspersen CJ, Powell KE & Christenson GM. Physical activity, exercise and physical fitness: definitions and distinctions for health-related research. Public HelathReports 1985; 100 (2): 126-131.
- Christie JL, Sheldahl LM, Tristani FE, Wann LS, Sagar KB, Levandoski SG, Ptacin MJ, Sobocinski KA & Morris RD. Cardiovascular regulation during head-out water immersion exercise. J Appl Physiol 1990; 69:657-664.
- Chulvi I. Programas de acondicionamiento neuromuscular en situaciones con requerimientos específicos. Sevilla: Wanceulen; 2009.
- Chulvi I & Masiá L. Pedalear en el agua: ventajas y beneficios de la resistencia hidrodinámica. Piscinas XXI 2008; 218: 2-5.
- Chulvi I., Heredia I, Isidro F & Masiá L. Dose in resistance training for the health: criteria for the exercise selection. Journal of Sport and Health Research 2009b; 1(1):56-67.
- Chulvi-Medrano I, Llana-Bencholl S & Pérez-Soriano P. Water immersion as a recovery factor. A review. J of Phys Education and Sports 2009; 23 (2):28-40.
- Chulvi I, Soler R & Masiá L. La hidratación en el ciclismo indoor. Efdeportes Revista Digitral 2008; 13 nº 120. Disponible en: http://www.efdeportes.com/efd120/la-hidratacion-en-el-ciclismo-indoor.htm

- Colado JC. Acondicionamiento físico en el medio acuático. Barcelona: Paidotribo; 2004.
- Connelly TP, Sheldahl LM, Tristani FE, Levandoski SG, Kalkhoff RK, Hoffman MD & Kalbfleisch JH. Effect of increased central blood volume with water immersion on plasma catecholamines during exercise. J Appl Physiol 1990; 69 (2): 651-656.
- Coyle E. Fuels for sports performance. En Lamb DR & Murray R. (comps) Perspectives in exercise science and sports medecine. Vol 10 Optimizing sports performance (pp 95-137) Carmel, USA: Cooper Publishig Group; 1997.
- De Vey Mestdagh K. Personal persperctive: in search of an optimum cycling posture. Appl Ergon 1998; 29 (5):325-334.
- di Prampero PE. The energy cost of human locomotion on land and in water. International Journal of Sports Medicine 7, 55-72. 1986.
- Dishman RK. Prescribing exercise intensity for healthy adults using perceived exertion. Med Sci Sports Exerc 1994; 26 (9): 1087-1094.
- Duffield MH. Ejercicios en el agua. Barcelona. Jims. 1985.
- Eckerson J & Anderson T. Physiological response to water aerobics. J Sports Med Phys Fitness 1992; 32:255-261.
- Edlich RF, Abidin MR, Becker DG, Pavlovich IJ Jr & Dang MT. Design of hydrotherapy exercise pools. J Burn Care Rehabil 1988; 9 (5):505-509.
- Eisner WD, Bode SD, Nyland J & Caborn DNM. Electromyographic timing analysis of foward and backward cycling. Med Sci Sports Exerc 1999; 31 (3): 449-455.
- Epstein LH & Roemmich JN. Reducing sedentary behavior: role in modifying physical activity. Exerc Sport Sci Rev 2001; 29:103-108.
- Ericson M. On the biomechanics of cycling. A study of joint and muscle load during exercise on the bicycle ergometer. Scand J Rehabil Med (Suppl); 1986; 16: 1-43.
- Eyestone ED, Fellingham G, George J & Fisher AG. Effect of water running and cycling on maximum oxygenb consumption and 2-mile run performance. Am J Sports Med 1993; 21 (1):41-44.
- Fleming BC, Beynnon BD, Renstrom PA, Peura GD, Nichols CE & Johnson RJ. The strain behavior of the aterior cruciate ligament during bicycling: an in vivo study. Am J Sports Med 1998; 26: 109-118.
- Francis PR, Witucki AS & Buono MJ. Physiological response to a typical studio cycling session. ACSM's Health & Fitness Journal 1999; 3 (1): 30 -36.
- Frangolias DD & Rhodes EC. Metabolic responses and mechanics during water immersion running and exercise. Sport Med 1996; 22:38-53.
- García JM, Navarro F, Legido JC & Vitoria M. La resistencia desde la óptica de las ciencias aplicadas al entrenamiento deportivo. Madrid: Grada Sports Books; 2006.
- Gibala MJ & McGee SL. Metabolic adaptations to short-term high-intensity interval training: A little pain for a lot of gain? Exerc Sport Sci Rev 2008; 36 (2): 58-63.
- Gibbons RJ et al. ACC/AHA 2002 Guideline update for testing. A report of the Amercian College of Cardiology/American Heart Association task forcé on practice guideliness (Committee on exercise testing. www.acc.org/clinical/guidelines/exercise/dirIndex.htm
- Gledhill N & Jamnik V. The Canadian physical activity, fitness and lifestyle approach: CSEP-Health and fitness program's health related appraisal band counselling strategy, 3rd edition. 2003. Ottawa,ON.
- Gómez M & Ruíz P. La práctica del ciclismo indoor en los mayores. Implicaciones metodológicas. Rev Int Med Cienc Act Fís Deporte 2007; 7 (26):128-143.

- Green JM, McLester JR, Crews TR, Wickwire PL, Pritchett RC & Lomax RG. RPE association with lactate and heart rate during high-intensity interval cycling. Med Sci Sports Exerc 2006; 38 (1): 167-172.
- Hall J, Swinkels A, Briddon J & McCabe CS. Does aquatic exercise relieve pain in adults with neurologic or musculoskeletal disease? A systematic review and meta-analysis of randomized controlled trials. Arch Phys Med Rehabil 2008; 89-873-883.
- Harmon N & Kravitz L. The effects music on exercise. IDEA Fitness Journal 2007; 4 (8): 72-77.
- Harrison R & Bulstrode S. Percentage weight bearing during partial immersion in the hydrotherapy pool. Physiotherapy Practice 1987; 3: 60-63.
- Haskell WL, Lee I-M, Pate RR, Powell KE, Blair SN, Franklin BA, Macera CA, Heath GW, Thompson PD & Bauman A. Physical activity and public health: updated recommendation for adults from American College of Sports Medicine and the American Heart Association. Med Sci Sports Exerc 2007; 39 (8): 1423-1434.
- Heithold K & Glass SC. Variations in heart rate and perception of effort during land and water aerobics in older women. JEPonline 2002; 5 (4):22-28.
- Herman-Falsetti M D, Saul-Blau M S, Burke E & Kristin-Smith BS. (nd). Heart rate response and calories burned in a spinning® workout. Spinning® instructor manual . Appendix: BI.
- Holmes JC, Pruitt AL & Whalen NJ. Lower extremity overuse in bicycling. Clin Sports Med 1994; 13:187-205.
- Howley ET & Franks BD. Manual del técnico en salud y fitness. Barcelona. Paidotribo. 1995.
- Ide MR, Belini MAV & Caromano FA. Effects of an aquatic versus non-aquatic respiratory exercise program on the respiratory muscle strength in healthy aged persons. Clinics 2005; 60 (2): 151-158.
- Iwasaki K-I, Zhang R, Zuckerman JH & Levine BD. Dose-response relationship of cardiovascular adaptation to endurance training in healthy adults: how much training for what benefit? J Appl Physiol 2003; 95: 1575- 1583.
- John D, Sforzo GA & Swensen T. Monitoring exercise heart rate usin manual palpation. ACSM's Health & Fitness Journal 2008; 11 (6): 14-18.
- Kallinen M & Markku A. Aging, physical activity and sports injury. An overview of common sports injuries in the elderly. Sports Med 1995; 20: 41-52.
- Kang HS, Ferrans CE, Kim JI & Lee EO. Aquatic exercise in older Korean women with arthritis: identifying barriers to and facilitators of long-term adherence. J Gerontol Nurs 2007; 33 (7):48-56.
- Kang J, Chaloupka EC, Mastrangelo MA, Hoffman JR, Ratamess NA & O'Connor E. Metabolic and perceptual responses during Spinning cycle exercise. Med Sci Sports Exerc 2005; 37 (5): 853-859.
- Kravitz L & Mayo JJ. The physiological effects of aquatic exercise. 1997.
- MacDonald JH, Farina D & Marcora SM. Response of electromyographic variables during incremental and fatiguing cycling. Med Sci Sports Exerc 2008; 40 (2): 335-344.
- ACSM. Manual ACSM para la valoración y prescripción del ejercicio. 2ª edición. Barcelona : Paidotribo; 2005.
- Martins JAN, Carvalho RGS, Szmuchrowski LA & Amorim CF. Resposta eletromiográfica a tres níveis de carga em cicloergometro aquático (sin año). Disponible en http://www.hidrocycle.com.br/arquivos/mono.doc -
- Meyer K & Leblanc MC. Aquatic therapies in patients with compromised left ventricular function and heart failure. Clin Invest Med 2008; 31 (2): E90-97.
- Moreno JA & Gutiérrez M. La gestión de las instalaciones acuáticas cubiertas. Apunts: Educación Física Deporte, 1999; 57:68-76.

- Moreno JA & Gutiérrez M. Análisis de la demanda de programas acuáticos. Agua y Gestión 1998; 40, 31-41.
- Morlock JF & Dressendorfer RH. Modification of standard bicycle ergometer for underwater use. Undersea Biomed Res 1974; 1:335-342.
- Nakanishi Y, Kimura T & Yokoo Y. Maximal physiological responses to deep water running at thermoneutral temperature. Appl Human Sci 1999; 18 (2):31-35.
- Navarro F. La resistencia. Madrid: Gymnos; 1998
- Nelson ME, Rejeski WJ, Blair SN, Duncan PW, Judge JO, King AC, Macera CA & Castaneda-Sceppa C. Physical activity and public hrelath in older adults: recommendation from the American College of Sports Medicine and the American Heart Association. Med Sci Sports Exerc 2007; 39 (8): 1435-1445.
- Norris R, Carroll D & Cochrane R. The effects of aerobic and anaerobic training on fitness, blood pressure, and psychological stress and well-being. J Psychosom Res 1990; 34:367-375.
- Padilla J & Golding LA, Deep water running: a conditioning alternative. ACSM's Health & Fitness Journal 2004; 8 (5): 5-8.
- Pate RP, O'Neill JR & Lobelo F. The evolving definition of "sedentary". Exerc Sport Sci Rev 2008; 36: 173-178.
- Pecnar GS, McArdle WD, Katch FL et al. Specificity of cardiorespiratory adaptation to bicycle and treadmill training. J Appl Physiol 1984; 36:753-756.
- Peveler W, Bishop P, Smith J, Richardson M & Whitehorm E. Comparing method for setting saddle heigh in trained cyclists. JEPonline 2005; 8 (1): 51-55.
- Peveler WW. Effects of saddle heigh on economy in cycling. J Strength Cond Res 2008; 22: 1355-1359.
- Pöyhönen T, Keskinen KL, Hautala A & Mälkïa E. Determination of hydrodynamic drag forces and drag coefficients on human leg foot model during kneeextension exercise. Clin Biomech 2000; 15: 256-260.
- PöyHönen T, Kyröläinen H, Keskinen KL, Hautala A, Savalainen J & Mälkïa E. Electromyographic and kinematic analysis of therapeutic knee exercises underwater. Clinical Biomech 2001; 16: 4996-504.
- Roberts JA, & Alspaugh JW. Specificity of training effects resulting from programs of treadmill running and bicycle ergometer riding. Med Sci Sports Exerc 1972; 4: 6-10.
- Robinson LE, Devor ST, Merrick MA & Buckworeth J. The effects of land vs. Aquatic plyometrics on power, torque, velocity, and muscle soreness in women. J Stregth Cond Res 2004; 18 (1):84-91.
- Rodríguez FA. Cuestionario de aptitud para la actividad física (C-AAF), versión catalana/castellana del PAR-Q revisado. Apunts; 1994; 31: 301-310.
- Rodríguez PL & Moreno JA. Actividades acuáticas como fuente de salud. En Moreno JA y Rodríguez PL (eds). Actividades acuáticas: ámbitos de actuación.Murcia: Univesidad de Murcia; 1998.
- Roldán EE, Fernández JD, Lopera MH, Monsalve DJ, Ochoa DL & Aristizabal LB. La influencia del acondicionamiento físico aeróbico en el medio acuático en la calidad de vida de un grupo de niños asmáticos. Apunts Medicina de l'Esport 2006; 150:45-50.
- Schrepfer R. Aquatic exercise. En Kisner C, Colby LA. Therapeutic exercise. 5th edition. Philadelphia: Davis Company; 2007.
- Seabury JJ, Adams WC & Ramey MR. Influence of pedal rate an power output on the energy expenditure during bicycle ergometry. Ergonomics 1977; 20: 491-498.
- Shapiro Y, Avellini BA, Toner MM & Pandolf KB. Modification of the Monark bicycle ergometer for underwater exercise. J Appl Physiol Respirat Environ Exercise Physiol 1981; 50 (3): 679-683.

- Sheldahl LM, Tristani FE, Clifford PS, Kalbfleisch JH, Smits G & Hughes CV. Effect of head-out water immersion on response to exercise training. J ApplPhysiol 1986; 60 (6):1878-1881.
- Shephard RJ & Astrand P-O. Endurance in sport. Volumen II The encyclopaedia of sports medicine. Oxford: Blackwell Publishing; 2000
- Shono T, Fujishima K, Hotta N, Ogaki T & Masumoto K. Cardiorespiratory response to low-intensity walking in water and on land in elderly women. J Physiological anthropology 2001; 20 (5):269-274.
- Stevenson J, Tacia S, Thompson J & Crane C. A comparison of land and water exercise programs for older individuals. Med Sci Sports Exerc (suppl) 1998;20:537.
- Swain DP. Moderate-or vigorous-intensity exercise: what should we prescribe? ACSM's Health & Fitness Journal 2006; 10 (5): 7-11.
- Takeshima N, Rogers ME, Watanabe E, Brechue WF, Okada A, Yamada T, Islam MM & Hayano J. Water-based exercise improves health-related aspects of fitness in older women. Med Sci Sports Exerc 2002; 33 (3): 544-551.
- Thein JM & Thein L. Aquatic-based rehabilitation and training for the elite athlete. J Ortho Sports Physical Threrapy 1998; 27 (1):32-41.
- Thein JM & Thein L. Aquatic-based rehabilitation and training for the shoulder. J Athletic Training 2000; 35 (3):382-389.
- Toner MM, Sawka MN & Pandolf KP. Thermal responses during arm and legand combined arm-leg exercise in water. J Appl Physiol Respirat Environ Exercise Physiol 1984; 56 (5): 1355-1360.
- Too D. Biomechanics of cycing and factors affecting performance. Sports Med 1990; 10 (5): 286-302.
- Tsourlou T, Benik A, Dipla K, Kafeiridis A & Kellis S. The effects of twenty-four-week aquatic training program on muscular strength performance in healthy elderly women. J Strength Cond Res 2006; 20 (4):811-818.
- Utter AC, Kang J, Nieman DC, Dumke CL & Mcanulty SR. Validation of Omni Scale of Perceived Exertion during prolongued cycling. Med Sci Sports Exerc 2006; 38 (4):780-786.
- Van Zant RS & Bouillon LE. Strength cycle training: effects on muscular strength and aerobic conditioning. J Strength Cons Res 2007; 21 (1):178-182.
- Veriables MC & Jeukendrup AE. Endurance training and obesity: effect on substrate metabolism and insulin sensitivity. Med Sci Sports Med 2008; 40: 495-502.
- Villarroya A, Nerín S, Serrano E, Moros T, Marco C & Rodríguez LP. Estudio comparado del pedaleo con la marcha, en relación a los programas de medicina física y rehabilitación. Motricidad 2001; 7: 43-62.
- Volaklis KA, Spassis AT & Tokmakidis SP. Land versus water exercise in patients with coronary artery disease effects on body composition, blood lipids, and physical fitness. Am Heart J. 2007; 154: 560e1-560e6.
- Wanich T, Hodgkins Ch, Columbier JA, Muraski E & Kennedy JG. Cycling injuries of the lower extremity. J Am Acad Orthop Surg 2007; 15 (12):748-756.
- Webster AL & Aznar-Laín S. Intensity of physical activity and the "talk test". A brief review and practical application. ACSM's Health & Fitness Journal 2008; 12 (3):13-17.
- White LJ, Dressendorfer RH, Holland E, McCoy SC & Ferguson MA. Increased caloric intake soon after exercise in cold water. Int J Sport Nutr Exerc Metab 2005; 15 (1):38-47.
- Zani Z. Posiciones incorrectas en la bicicleta. Lesiones comunes y sus remedios. Bilbao: Dorleta; 1998.

www.ingramcontent.com/pod-product-compliance
Lightning Source LLC
Chambersburg PA
CBHW080002280326
41935CB00013B/1729